Basische Körperpflege

Schönheit und Wohlbefinden durch Entsäuerung über die Haut

Steiner Verlag

Hinweis: Dieses Praxishandbuch ist ausschließlich für interessierte Fachkreise bestimmt.
Alle in diesem Buch enthaltenen Informationen, Erfahrungsberichte, Ratschläge und Therapieempfehlungen sind nach bestem Wissen und Gewissen geprüft, dennoch übernimmt der Verlag und der Autor keinerlei Haftung für Schäden irgendeiner Art, die sich direkt oder indirekt aus dem Gebrauch der hier vorgestellten Arzneimittel, Rezepturen und Anwendungen ergeben. Diesbezügliche Angaben sind gegebenenfalls vom Anwender auf ihre Richtigkeit hin zu überprüfen.

Geschützte Warennamen (Warenzeichen) werden nicht besonders kenntlich gemacht. Aus dem Fehlen eines solchen Hinweises kann also nicht geschlossen werden, dass es sich um einen freien Warennamen handele.

Im Buchpreis ist die gesetzliche MwSt. enthalten.

Bildernachweis: ©Corel, ©digitalvision, ©Hemera, ©MEGASYSTEMS,M.Steiner und Autor

Text: A. Weber, Heilpraktiker

Tiefe Straße 1 • 48301 Nottuln

Gesamtgestaltung: Weber Verlag • Kaiserslautern
Druck: Gaiser Offsetdruck • Schwäbisch Gmünd

Printed in Germany

ISBN: 3-00-014730-6

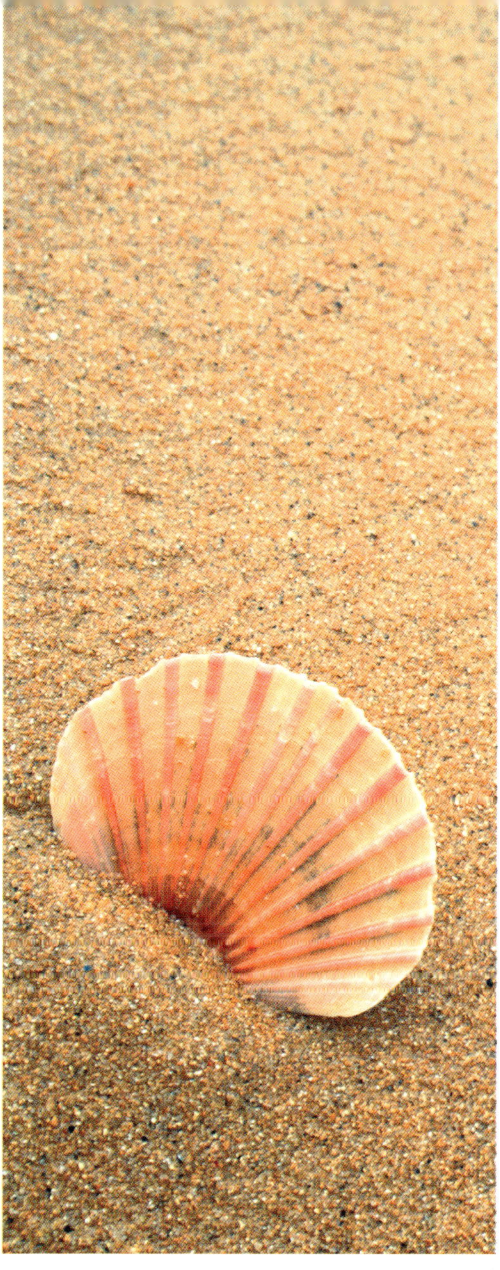

Die Erfahrung lässt sich ein hohes
Schulgeld bezahlen, doch sie lehrt
wie niemand sonst.

Thomas Carlyle

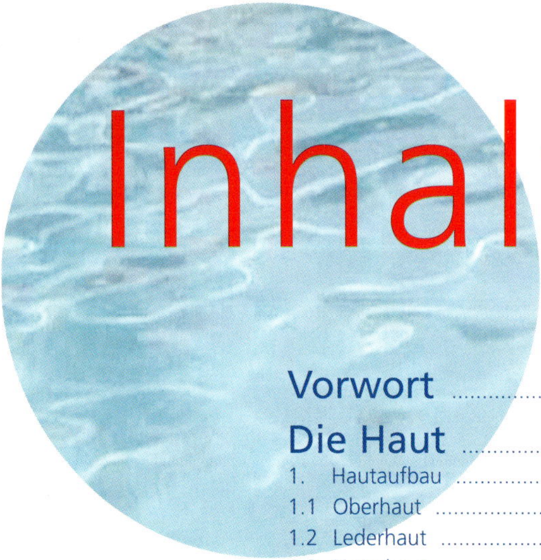

Inhalt

Vorwort

Die Geschichte der Körperpflege ist eine Geschichte der **basischen Körperpflege**. Römer, Altgriechen, Perser, Assyrer, Ägypter, alle benutzten basische Grundkomponenten, die aus Holzaschen gewonnen wurden. Die Römer verwendeten die feinkörnige Asche, die bei der Eisengewinnung zurückblieb, als beliebtes Waschmittel. Sie konnten in der damaligen Zeit zwar den pH-Wert solcher Waschmittel nicht messen, aber sie bemerkten ihre wohltuende Wirkung auf die Haut.

Die sagenumwobene Kleopatra genoss ihre Schönheitsbäder in Eselsmilch, die ebenfalls eine basische Wirkung auf die Haut entfaltet.

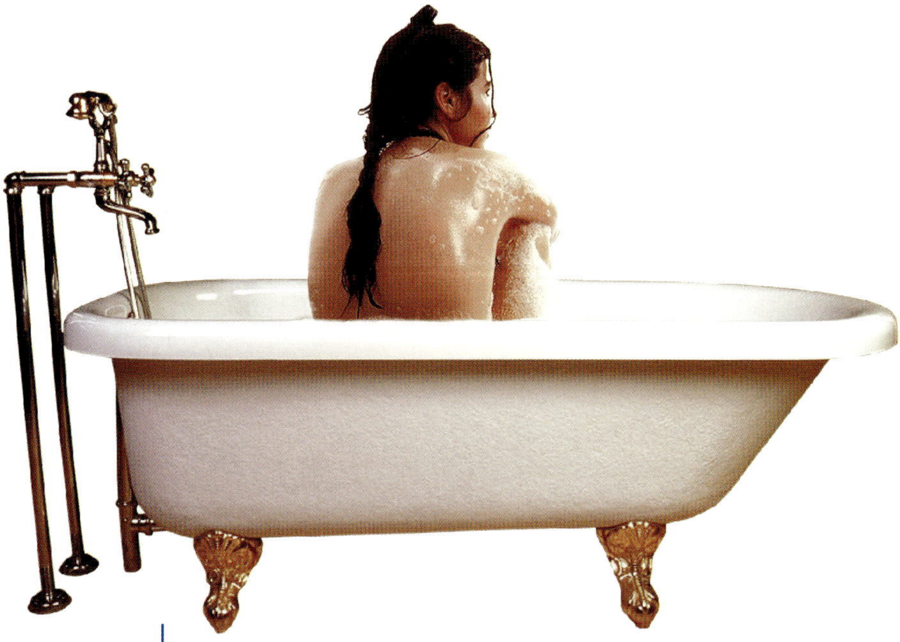

Bis vor fünfzig Jahren war die gesamte Körperpflege basisch. Das bekannte Beispiel dafür ist die basische Kernseife (pH-Wert 8,5-9,0). Patienten mit dermatologischen Beschwerden (z.B. atopischen Erkrankungen), die sich auf die Kernseife zurückbesinnen, schätzen ihre milde, juckreizlindernde Wirkung.

Basische Körperpflege bedeutet eine bessere Reinigung, eine gründlichere Erneuerung der Haut durch konsequentes Abtragen alter, abgestorbener Hautschichten und eine Verbesserung des natürlichen Feuchtigkeitsgehaltes der Haut.

Leider geriet dieses Wissen in den letzten Jahrzehnten zunehmend in Vergessenheit. Die modernen, sauren Körperpflegemittel (pH 5,0 bis 5,5), die aus Erdöl und teilweise sehr aggressiven, chemischen Substanzen hergestellt werden, blockieren die natürliche Hautatmung und tragen unweigerlich zu noch mehr Säurebildung im Körper bei.

Seit vielen Jahrzehnten wird die Funktion des Säureschutzmantels diskutiert. Zunächst stand die indirekte mikrobiologische Abwehr und die direkte Schutzwirkung vor alkalischen Noxen im Vordergrund. Diese klassischen Erkenntnisse über die Bedeutung des sauren pH-Wertes für die Haut werden jedoch durch neuere biochemische und molekularbiologische Untersuchungen zunehmend widerlegt. Auch die Vorstellung, dass im sauren Milieu pathogene Keime an ihrer Ausbreitung gehindert werden und die Ekzembildung vermieden wird, erweist sich immer wieder als falsch. Noch nie war die Zahl der atopischen Erkrankungen und bakteriellen Hautinfektionen so hoch wie im letzten Jahrzehnt (Tendenz steigend), also in einem Zeitraum, indem sich die saure Körperpflege in Deutschland und anderen Industrieländern allgemein etabliert hat!

Das vorliegende Buch soll die altbewährte basische Körperpflege wieder lebendig machen. Praxisbeispiele und Anwenderbeobachtungen belegen die wohltuende, pflegende und entschlackende Wirkung der basischen Kosmetika bei jedem Hauttyp und speziell bei Problemhaut.

Die Haut

1. Hautaufbau

Die Haut ist eines der größten Organe des menschlichen Körpers. Sie kann ein Gewicht von 3,5 kg bis 10 kg und die Größe von 1,5-2 m^2 erreichen. Sie beherbergt auf jedem Quadratzentimeter rund 6 Millionen Zellen. Über die Haut nimmt der Mensch physikalische Eindrücke aus seiner unmittelbaren Umgebung auf und grenzt sich von ihr ab. Die Haut spiegelt an ihrer Oberfläche zahlreiche Abläufe aus dem Körperinneren. Von der richtigen Ernährung und Pflege der Haut hängt es ab, ob sie lange ihr jugendliches Aussehen und Elastizität behält oder schnell altert und runzelig wird.

HAUTQUERSCHNITT

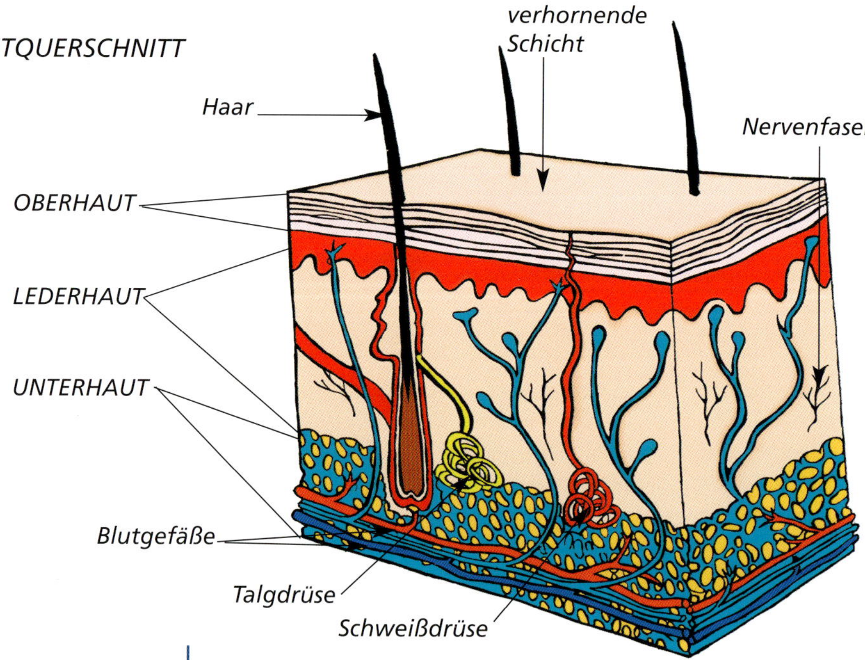

1.1 Oberhaut

Die Oberhaut (Epidermis) besteht aus einem mehrschichtigen Deckgewebe und ist durch Furchen gegliedert. An den Handflächen und Fußsohlen bilden diese Furchen für jeden Menschen spezifische Muster. Selbst nach leichten Verletzungen erscheinen diese Muster wieder in gleicher Form. Deshalb ist es möglich, mit Hilfe von Fingerabdrücken Personen zu identifizieren.

Die oberste Schicht der Oberhaut besteht aus verhornten, abgestorbenen Zellen, an der Kopfhaut sind sie uns als Schuppen bekannt. Kleinste Teilchen davon werden ständig abgestoßen. Durch die Bildung neuer Hornhautplättchen werden die aufgebrauchten nach außen abgedrängt und alle zwei Wochen nach ihrer Entstehung abgeschilfert. An besonders stark beanspruchten Körperstellen wie Handschwielen oder Hühneraugen erreicht die Hornhaut eine Dicke von vier und mehr Millimeter.

Mit der darunter liegenden Lederhaut grenzt sich die Oberhaut mit einem Grundhäutchen (Basalmembran) ab. Auf ihr liegen zylindrische Zellen, die durch Zellteilung die Hornschicht ständig ergänzen. Die darin enthaltenen Farbstoffe (Pigmente) bilden einen Schutz gegen die ultravioletten Strahlen des Sonnenlichts.

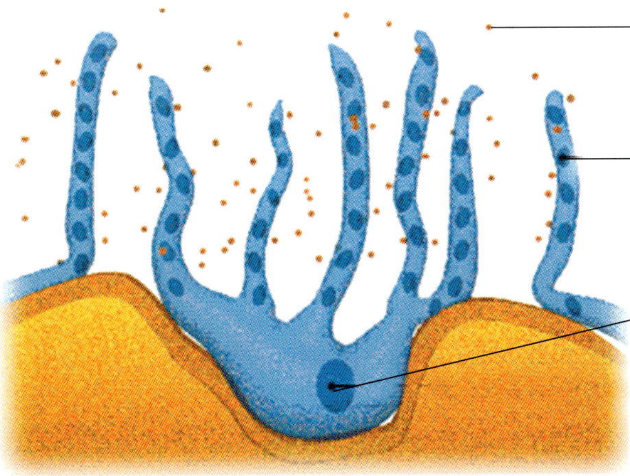

OBERHAUT MIT PIGMENTEN

Bei längerer Sonneneinstrahlung reagiert der Körper schützend durch vermehrte Pigmentbildung und die Haut erscheint gebräunt. Pigmentanhäufungen können zu Sommersprossen und Leberflecken führen. Die Oberhaut bildet somit eine mechanische Barriere und bietet bis zu einem gewissen Grad einen wirksamen Schutz vor Strahlenschäden.

An den Handflächen und den Fußsohlen liegt eine Leistenhaut, an anderen Körperstellen findet man Felderhaut, die wesentlich dünner ist und auch behaart sein kann. Die Ernährung dieser gefäßfreien Oberhautschichten geschieht über darunter liegende Vorstülpungen (Papillen) der Lederhaut.

1.2 Lederhaut

Die Lederhaut (Dermis) bildet ein System von Zapfen und Erhebungen und ragt damit in die Oberhaut. Durch diese Papillen entsteht ein weiterer Schutz vor mechanischer Beanspruchung.

Die obere Schicht der Lederhaut (Stratum papillare) besteht überwiegend aus dichtem Bindegewebe. In ihm verläuft ein Geflecht von dünnen Kollagenfaserbündeln, elastischen Fasern und feinen Bluthaargefäßen (Kapillaren).

Die Verbindung zwischen Lederhaut und Oberhaut wird beim Auftreten von Brandblasen gelöst. Die Blase ist dann die Oberhaut, die rötliche Schicht darunter die Lederhaut. In der tiefer gelegenen Schicht der Lederhaut (Stratum reticulare) finden sich überwiegend größere kollagene Faserbündel, begleitet von elastischen Fasern.

Die Fasern verlaufen parallel zur Hautoberfläche, überkreuzen sich und bilden ein Scherengitter. Dadurch bekommt die Haut ihre Elastizität. Mit zunehmendem Alter jedoch lässt das Scherengitter in seiner Elastizität nach und es bilden sich Falten.

In der Lederhaut befinden sich die meisten Sinneszellen (Rezeptoren) der Haut. Anatomisch treten sie in großer Formenvielfalt auf und ermöglichen Berührungs-, Druck-, Vibrations-, Wärme-, Kälte-, Schmerz- und Juckempfindungen.

Durchschnittlich kommen auf 1 cm^2 Haut 2 Wärme-, 13 Kälte-, 25 Druck- und 200 Schmerzpunkte. An verschiedenen Körperstellen können diese Zahlen stark variieren. So sind die Druckempfindungen z.B. in den Fingerbeeren wesentlich größer als im Rücken usw.

Um die Reize an den Sinneszellen der Haut als Empfindungen wahrnehmen zu können, enden in der Haut viele Nerven bzw. sind mit den Rezeptoren verbunden.

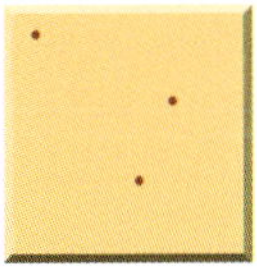

Kaltrezeptoren
Dichte 3/cm^2

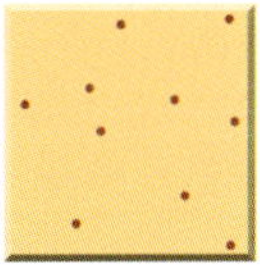

Ruffini-Kolben
Dichte 10/cm^2

Warmrezeptoren
Dichte 1/cm^2

Vater-Pacini-Körperchen
Dichte 2/cm^2

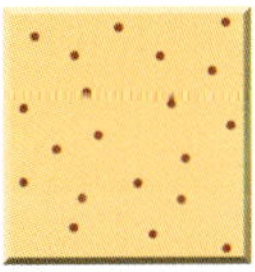

Merkelzellen
Dichte 20/cm^2

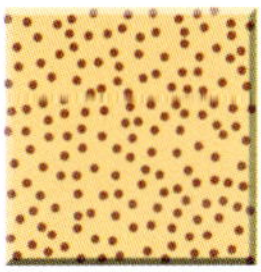

Schmerzrezeptoren
Dichte 100/cm^2

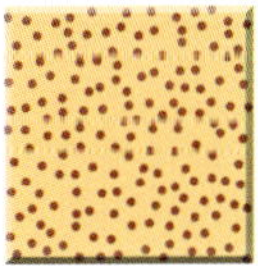

Meissner-Körperchen
Dichte 100/cm^2

HAUTREZEPTOREN

Schmerzempfindungen treten als Oberflächen- oder als Tiefenschmerz auf. Der Körper reagiert unterschiedlich auf die Schmerzart.

Oberflächenschmerz, der als stechend empfunden wird, entsteht bei Verletzungen der oberen Hautschichten. Er hat ein reflektorisches Zurückziehen zur Folge, z.B. zieht man beim Berühren einer heißen Herdplatte mit der Hand diese sofort zurück. Tiefenschmerz, als dumpfer Schmerz empfunden, ist die Folge von z.B. Quetschungen oder Druck auf die Muskeln. Auf ihn reagiert der Körper mit Schonverhalten.

1.3 Unterhaut

Die Unterhaut (Subcutis) wird von Fettgewebsläppchen gebildet, die durch Bindegewebsabschnitte in Kammern geteilt sind. Sie stellt die Verbindung zwischen Strukturen wie Knochenhaut oder Fascien her und ermöglicht die Verschiebbarkeit der Haut.

In der Unterhaut verlaufen größere Gefäße und Nerven. Die Blutgefäße dienen vor allem der Ernährung der Haut und der Regulierung der Temperatur. Besonders in den Muskeln und in der Leber wird sehr viel Wärme erzeugt. Diese strömt mit dem Blut in die Körperperipherie. Während die Temperatur im Rumpf und Kopf, also im Körperkern, konstant gehalten wird, sinkt die Wärmeabgabe bei schwächerer Durchblutung. Bei stärkerer Durchblutung dagegen wird mehr Wärme produziert, so dass die Körpertemperatur ansteigt.

Je nach Ernährungszustand des Körpers ist die Unterhaut unterschiedlich stark. Ihre Masse kann 10 kg bis 20 kg umfassen, bei übergewichtigen Menschen ein Vielfaches davon.

Das Fettgewebe der Unterhaut kommt als Baufett und als Speicherfett bzw. Depotfett vor. Baufett findet man beispielsweise am Po und auf der Fußsohle, Depotfett als Fettpolster an den Hüften.

An einigen Stellen wie beispielsweise Lippe, Ohrmuschel oder Penis ist die Unterhaut fettfrei und locker im Verband. Am Kopf und im Gesicht gibt es eine feste Verbindung der Unterhaut mit Muskeln und Sehnen. Dies bildet die Grundlage für unsere Mimik.

Bei starker Verschlackung und Übersäuerung deponiert der Körper zahlreiche, meist toxisch beladene „Abfallprodukte" im Unterhautgewebe. Unterhautbelastungen spiegeln sich oft direkt an der Oberhaut wider. Sie verliert ihre Elastizität, erscheint aufgedunsen oder trocken, wird schuppig oder fett. Ekzeme mit Juckreiz sind die möglichen Folgen von Verschlackung im Unterhautgewebe.

2. Aufgaben der Haut

Die Haut erfüllt folgende Funktionen:

- Passives und aktives Schutzorgan gegen schädliche Einflüsse von außen und gegen Wasserverlust des Körpers
- Regelung des Wärmehaushalts
- Sinnesorgan: Berührungs-, Tast-, Temperatur- und Schmerzempfindung
- Beteiligung an der Kreislaufregulation
- Absonderung (Sekretion) von Talg
- Abgabe von Schlackenstoffen (Exkretion) durch die Schweißdrüsen
- Atmungsorgan
- Ausdrucks- oder Signalorgan

2.1 Wärmehaushalt

Die Schweißabgabe wird vom autonomen Nervensystem und hormonell gesteuert. Erhöhte Schweißbildung hängt nicht nur von Temperaturschwankungen ab, sondern auch von Nervosität (Angstschweiß) und hormoneller Umstellung – z.B. in den Wechseljahren der Frau.

Schweißdrüsen sind überall in der Haut eingelagert. An einigen Stellen treten sie besonders gehäuft auf. So findet man in 1 cm² Haut der Handinnenfläche ca. 300 Schweißdrüsen, am Rücken sind es dagegen nur 50. Sie liegen in der unteren Schicht der Lederhaut. Ihre Ausführungsgänge münden korkenzieherartig an der Oberfläche der Oberhaut.

An der Basis der Schweißdrüsen liegen ringförmig Muskelzellen. Ihre Kontraktion drückt das Drüsensekret, den Schweiß, nach außen. Schweißdrüsen haben eine besondere Sekretionsform. Sie opfern einen Teil der Zelle als Sekret. Dabei nimmt die Zelle an Größe ab. Nach einer anschließenden Wachstumsphase ist eine erneute Schweißabsonderung möglich.

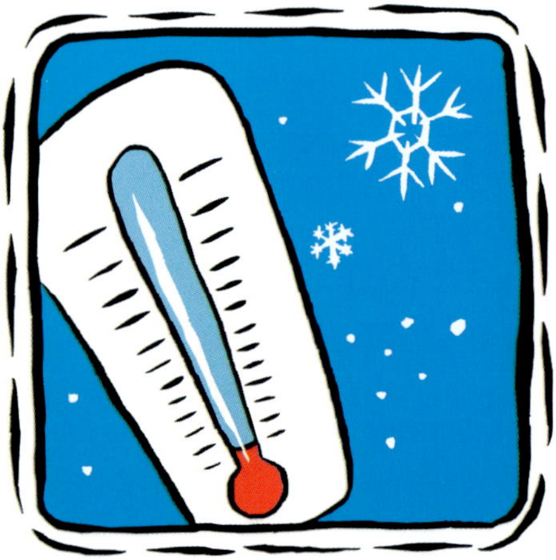

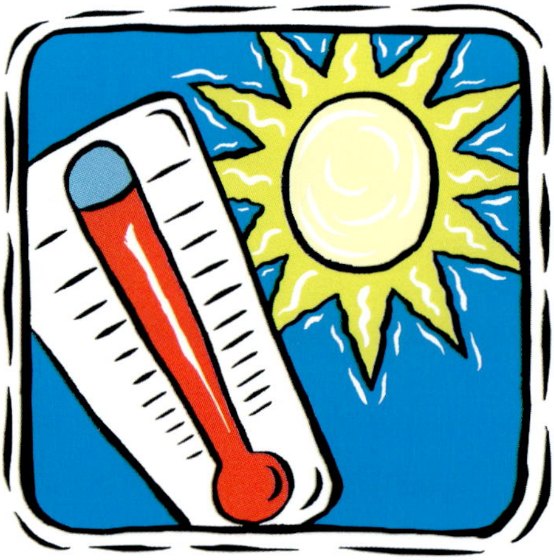

Bei einer normalen Temperatur sondert der Körper 300-500 ml Schweiß am Tag ab. Bei hohen Temperaturen und körperlicher Anstrengung ist es ein Vielfaches dieser Menge. Die Schweißzusammensetzung variiert. Neben Wasser sind im Schweiß auch Kochsalz, Ammoniak, Eiweiß und andere Stoffe enthalten. Die Absonderung dieser Stoffe über die Haut kann die Nierenfunktion nicht ersetzen. Wichtig ist, dass beim er-höhten Schwitzvorgang neben der Flüssigkeitsmenge auch der Verlust an Mineralien wieder ausgeglichen wird.

Durch Anpassung an die Außentemperaturen (Akklimatisation) wird die Wirksamkeit des Wärmehaushalts erhöht. Trockenes Klima vermindert die Verdunstung im Gegensatz zu Klima mit hoher Luftfeuchtigkeit. Auch die richtige Kleidung ist entscheidend für die Wärmeregulierung. Zu dicke und luftdichte Kleidung verhindert die Verdunstung des Schweißes. Ein zu großer Wärmestau im Körper führt zum plötzlichen Versiegen der Schweißproduktion und zur Erhöhung der Körpertemperatur.

Die Schweißabsonderung spielt beim Wärmehaushalt des Organismus eine wesentliche Rolle. Für die Verdunstung von Wasser wird Wärmeenergie benötigt. Durch den Energieverbrauch trägt die Verdunstung zur Abkühlung des Körpers bei. Hauptziel ist dabei, die Körpertemperatur stets auf einem konstanten Level um 37° C, zu halten.

Wenn die Temperatur sinkt, schaltet die Haut ihr Energiesparprogramm an und drosselt die Durchblutung. Damit gelangt weniger Blut in die Außenbezirke, und es kann dort nicht so viel Wärme verloren gehen. Als Nebenwirkung fühlen sich Haut und Extremitäten, speziell Hände und Füße, kalt an. Reichen diese Sparmaßnahmen nicht mehr aus, entsteht die wohlbekannte Gänsehaut.

Bei Unterkühlung beginnen auch die Muskeln des Bewegungsapparates mitzuhelfen. Jetzt wird geschlottert und gezittert, um zu heizen, und die Körpertemperatur auf 37° C zu halten.

2.2 Duftdrüsen

Neben den Schweißdrüsen sind an bestimmten Körperstellen in der Haut Duftdrüsen lokalisiert. Sie sind besonders zahlreich in der Achselhöhle zu finden, aber auch an Augenlidern, Naseneingang, äußerem Gehörgang, Brustwarzen und in der Scham- sowie Analgegend.

Ihr histologischer Aufbau unterscheidet sich von dem der exokrinen Schweißdrüsen. Dem Sekret der Duftdrüsen sind Duftstoffe beigemischt, die für jeden Menschen seinen charakteristischen Geruch ausmachen. Die Duftdrüsensekretion wird von den Sexualhormonen beeinflusst. Sie setzt erst mit Beginn der Pubertät ein und unterliegt bei Frauen zyklusabhängigen Schwankungen.

2.3 Talgproduktion

Die Talgdrüse tritt meist zusammen mit einem Haar auf. Dabei mündet sie in den Haartrichter eines Haarbalgs. Ihr Sekret, der fettige Hauttalg (Sebum), überzieht die Haare mit einer wasserabweisenden dünnen Schicht. Damit hält sie das Haar geschmeidig und kann wegen ihres Fettgehaltes auch Keime abwehren. Talgdrüsen haben eine beerenförmige Form und ein mehrschichtiges Epithel. Wenn durch Hautunreinheiten die Talgdrüse verstopft wird, schwillt die weiterhin tätige Drüse an. Häufig entzündet sie sich und es entstehen Mitesser (Komedonen). Vermehrte Talgproduktion wird durch Androgene gesteuert. Bei gleichzeitiger Abflussstörung können sich speziell bei Jugendlichen vereiternde Mitesser im Gesicht bilden (Akne).

HAAR UND TALGDRÜSE

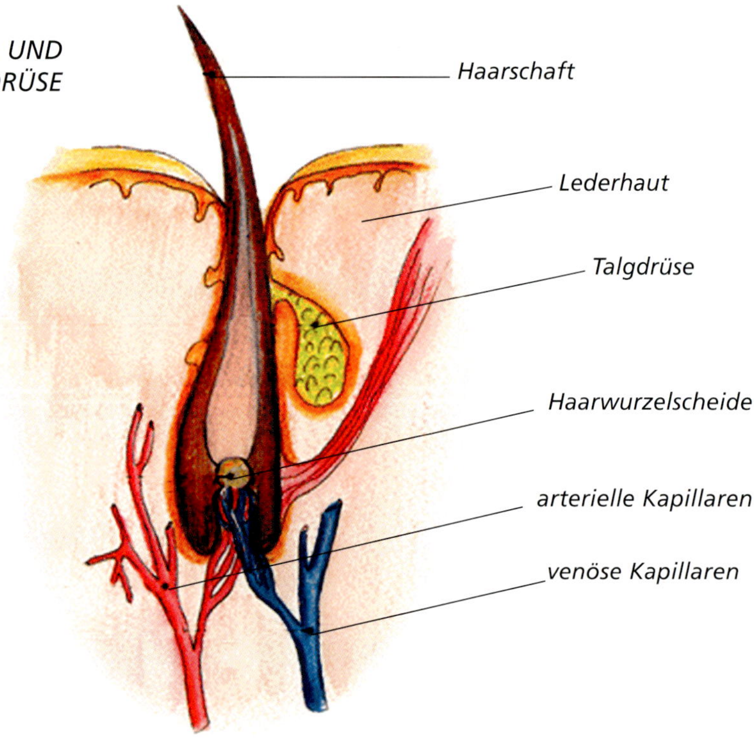

3. Hauttypen

Die Haut eines jeden Menschen ist anders beschaffen. Von der genetischen Disposition hängt es ab, ob eine Haut eher trocken oder feucht, spröde oder elastisch, empfindlich oder widerstandsfähig ist. Zusätzlich sorgen das Alter, die Art der täglichen Beanspruchung, die körperliche Verfassung und verschiedene Umwelteinflüsse für einen ständig wechselnden Zustand.

Die sogenannte „normale Haut" gibt es aus diesen Gründen nicht. Im Idealfall ist sie nur eine relativ unempfindliche Haut, die sich den Gegebenheiten anpasst und je nach Bedarf entsprechend reagiert.

Für die Hautpflege ist es wichtig, das Alter und den Typ der Haut zu erkennen, um sie vor Schäden zu bewahren und die geeigneten Reinigungs- und Pflegemittel anzuwenden.

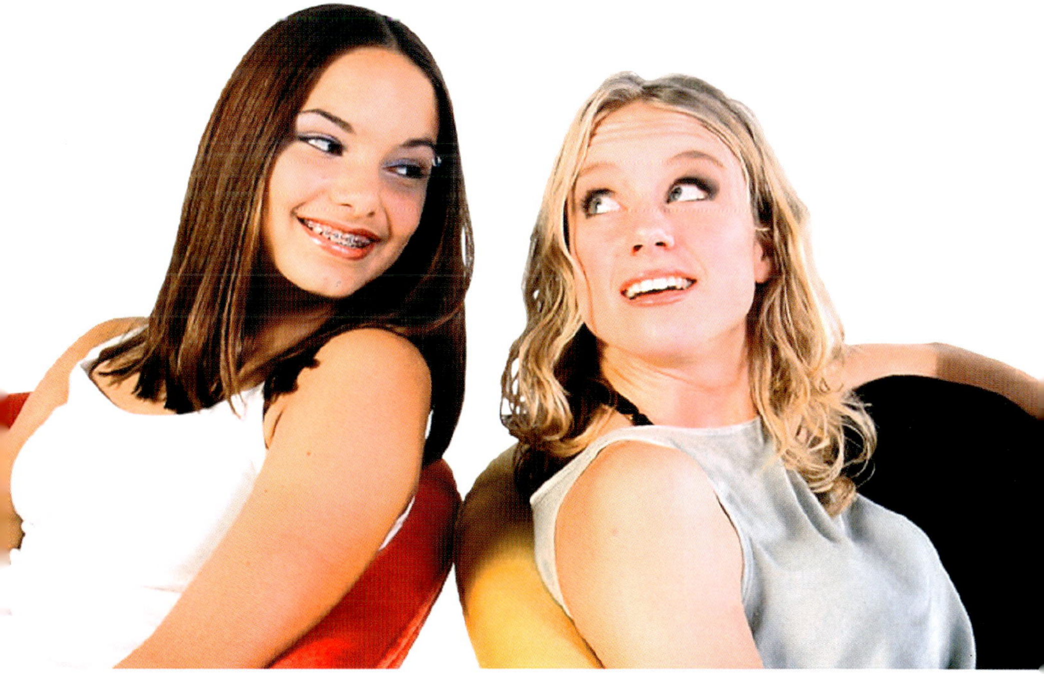

3.1 Bestimmung der Hauttypen

Eine genaue Hauttypbestimmung kann nur mit einer Fett- und Feuchtigkeitsmessung vorgenommen werden. Mit dieser Methode lässt sich jedoch kein immergültiger Hauttyp festlegen. Der Hauttyp ändert sich nicht nur mit dem Lebensalter, sondern auch mit den Jahres- und Tageszeiten. Ebenfalls eine Rolle spielen der Aufenthaltsort (bei hoher Luftfeuchtigkeit fühlt sich die Haut geschmeidiger an als in Trockenzonen) und die körperliche Verfassung. Einflüsse, wie psychische Probleme, das Rauchen, übermäßiger Alkoholkonsum und Ernährungsfehler tragen entscheidend zur Beeinflussung des Hautbildes bei.

Um den Hauttyp grob zu bestimmen, kann ein einfacher Schnelltest angewandt werden:

Ca. 2 Stunden nach einem Waschgang wird ein blank polierter Spiegel gegen die Stirn oder Wangen gedrückt. Anschließend wird dieser Abdruck wie folgt beurteilt:

Hauttyp	Spiegelabdruck
Fettig	Fettfleck
Trocken	keine anhaltenden Fettspuren
Mischhaut	an der Stirn anhaltende Fettspuren

Der ermittelte Hauttyp entscheidet über die Wahl der geeigneten Hautpflege.

Fettige Haut
(seborrhoische Haut, Seborrhoea oleosa)

Etwa 50% der Gesamtbevölkerung haben eine fettige Haut. Diese entsteht durch eine Überproduktion der Talgdrüsen. Der fettige Hauttyp wird häufig von stärkerer Schweißproduktion und Hautunreinheiten (Pickel, Mitesser) begleitet. Die Haut weist dabei eine dick grobporige und glänzende Oberfläche auf.

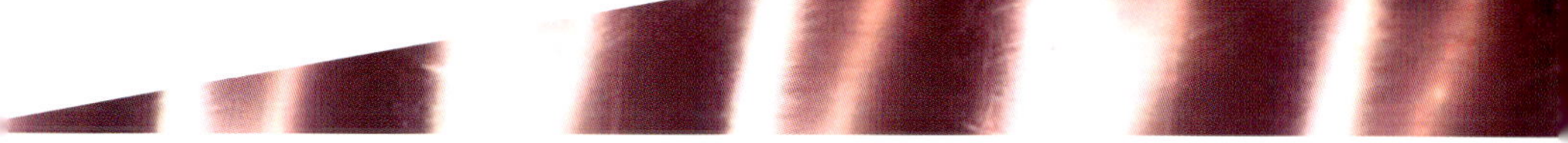

Trockene Haut
(sebostatische Haut, Sebostase)

Etwa 30% der Gesamtbevölkerung weisen eine trockene, viel zu fettarme Haut auf. Grund hierfür ist die verminderte Talgproduktion. Die Hautoberfläche erscheint feinporig, glanzlos, matt und spröde. Die Hautporen sind kaum sichtbar, die Oberfläche wirkt dünn und oft gespannt, sie reißt leicht ein, ist manchmal schuppig und fühlt sich rau an. Die trockene Haut vermittelt oft ein Spannungsgefühl.

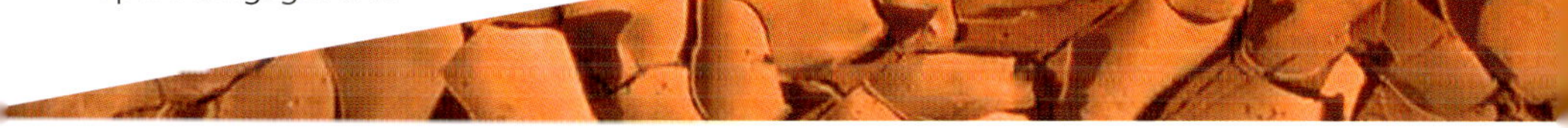

Mischhaut
(trocken-fettige Haut, Seborrhoea sicca)

Etwa 20% der Gesamtbevölkerung neigen zu einer trocken-fettigen Haut. Die Gesichtsmitte (Nase, Kinn) und Stirn sind fettig (T-Zone), die Wangen sind trocken, und gelegentlich treten Pickel und Mitesser auf. Grund hierfür ist eine unterschiedliche Talgproduktion je nach Hautareal. Der Körperstamm weist eine sehr fettige Haut auf, während die Haut der Extremitäten eher trocken ist (besonders an Fersen, Ellenbogen, Knöchel, Fußgelenk).

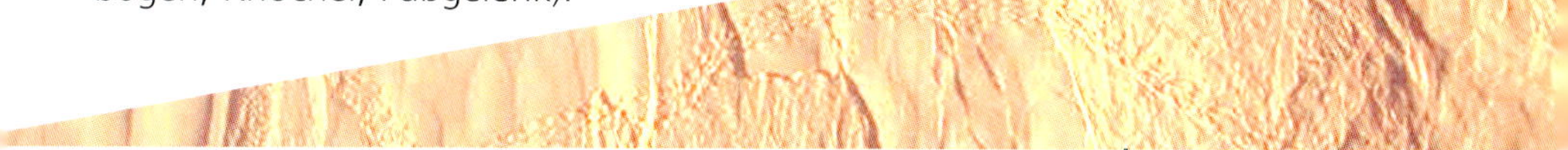

4. Hautalterung

Die Hautalterung beginnt bereits ab dem 30. Lebensjahr. Schädliche Einflüsse, wie besonders intensive Sonneneinstrahlung oder Nikotin beschleunigen diese Entwicklung. Dadurch wird die Haut dünner, trockener, sie altert rascher und bedarf einer intensiveren Pflege. Ab 40 Jahre erneuert sich die Haut nur noch mit halber Geschwindigkeit, die einzelnen Hornzellen werden dadurch größer und die Haut schuppiger, die Sauerstoffaufnahme nimmt um bis zu 40 Prozent ab, die Gefäße werden abgebaut, die Durchblutung gedrosselt.

4.1 Kinderhaut

Bis zum achten Lebensjahr arbeiten die Talgdrüsen noch nicht, infolgedessen ist die Haut fettarm und wasserreich. Sie ist empfindlich und reagiert stark auf äußere Reize wie Wind, Wetter, Sonne und Kälte.

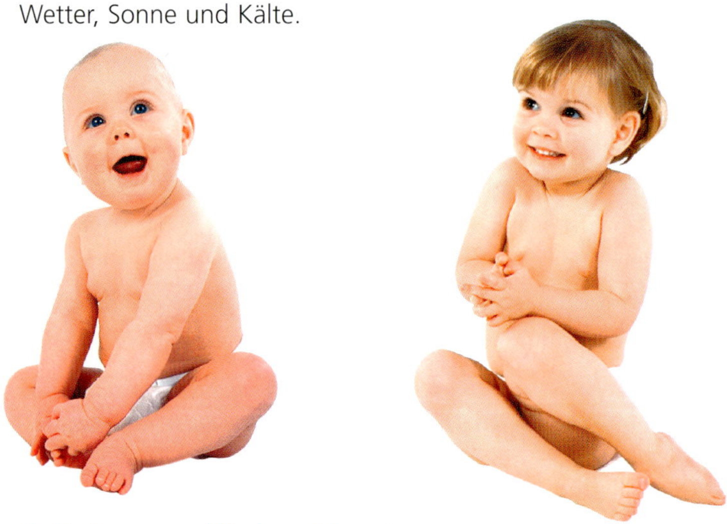

4.2 Jugendliche Haut

Vom 11.-17. Lebensjahr ist die Talgdrüsenproduktion unausgeglichen. In Gesicht, Brustrinne und Rückendreieck verursachen viele große Talgdrüsen eine unreine und fettige Haut. Erst gegen Ende der Pubertät verändert sich die Haut wieder, da der Hautstoffwechsel hormonell gesteuert wird.

4.3 Erwachsenenhaut

Nach dem Ende der Pubertät beruhigt sich meist die Haut wieder. Pickel und Mitesser kommen seltener zum Vorschein. Die erwachsene, gesunde Mischhaut ist rosig glatt, geschmeidig, filigrane Poren sind sichtbar, sie hat einen matten Glanz, ohne fettig zu wirken. Die Talgproduktion und der Feuchtigkeitshaushalt sind ausgewogen.

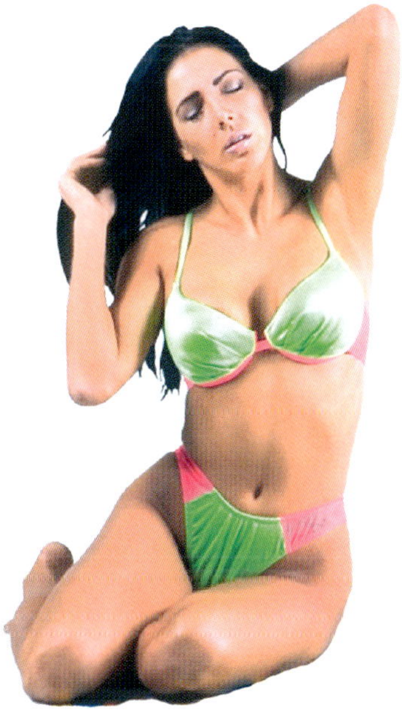

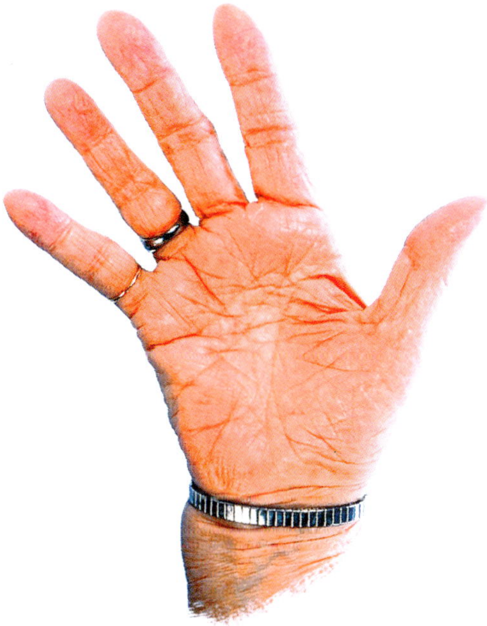

4.4 Altershaut

Ältere Menschen neigen zu trockener und dünner Haut. Die Kapillargefäße werden abgebaut, die Mikrozirkulation nimmt ab und die Haut wird weniger ernährt. Sie wird fett- und wasserarm und sieht daher faltig aus. Die Hauttalgbildung funktioniert nicht mehr einwandfrei, die Haut verliert an ihrer Elastizität. Durch die einhergehende Erschlaffung der Oberhaut kommt es nicht selten zum chronischen Juckreiz, der auch Altersjuckreiz (Pruritus senilis) genannt wird.

Säureschutzmantel der Haut - nur ein Mythos?

1. Lipidbarriere

Damit der Organismus nicht zu viel Feuchtigkeit verliert, sondern Talgdrüsen an der Hautoberfläche Fett ab. Es sind zunächst die Mono-, Di- und Triglyceride, Wachse, freie Fettsäuren, Squalen (ölige Terpenkohlenwasserstoffe), ferner Hornschichtlipide, Ceramide, Cholesterin, freie Fettsäuren und geringe Mengen anderer Lipide.

In der Hornhautschicht liegen 10 – 20 Lagen von Hornplättchen übereinander gestapelt. Jede Schicht ist von einem feinen Saum aus Hornschichtlipiden umgeben, der als eine Schutzbarriere für die lebenden Epidermiszellen fungiert. Diese Barriere dichtet die Haut ab und verhindert, dass Körperwasser verloren geht oder Mikroorganismen in die Haut eindringen.

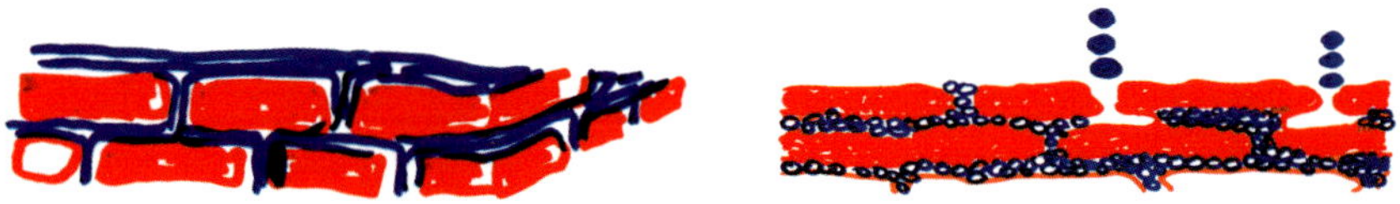

Eine Lipiddoppelschicht kann mit einem Mauerwerk verglichen werden. Durch negative Einflüsse von außen (z.B. alkoholhaltige Kosmetika, starke Sonneneinstrahlung) wird die Schutzfunktion der Hornhautschicht nachhaltig geschwächt. Das Körperwasser geht dabei verloren, die Haut wird extrem empfindlich und trocknet aus.

2. Wassergehalt

Die Geschmeidigkeit der Haut wird durch Wasser bewirkt. Der Wassergehalt der oberen Hornschicht liegt bei junger Haut zwischen 10 und 20 Prozent des körperlichen Gesamtwassergehaltes.

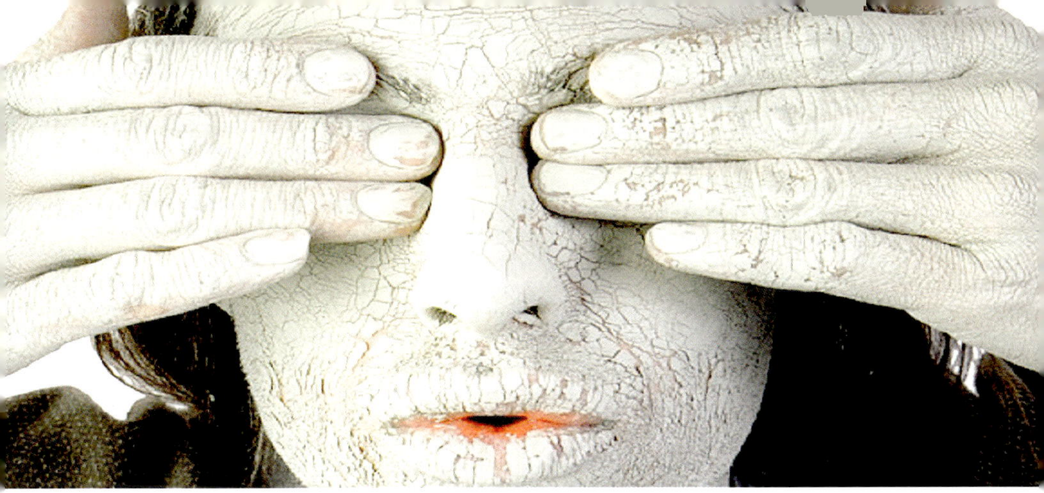

Die Haut erhält ihre Feuchtigkeit durch Wasser aus tieferen Schichten (transepidermales Wasser) und aus der normalen Schweißsekretion. Es kann durch verschiedene Faktoren, wie zum Beispiel extreme Lufttrockenheit, vermehrt nach außen abgegeben werden. Dabei unterliegen besonders exponierte Stellen wie das Gesicht oder die Hände einem erhöhten Wasserverlust. Je nachdem, wie dieser zustande kommt, unterscheidet man zwischen aktivem, glandulärem und passivem, extraglandulärem bzw. transepidermalem Wasserverlust. Der etwa 10 Prozent umfassende Wasseranteil der Hornschicht wird durch die sog. Feuchtigkeitshalter gebunden. Dazu gehören Salze wie Laktate, Phosphate, Chloride, Citrate, Harnstoff, aber auch freie Fettsäuren, die in den hydrophilen Hohlräumen zwischen den Doppelschichten lagern.

2.1 Zusammensetzung der Feuchtigkeitsfaktoren

40%	freie Carbonsäuren
12%	Pyrrolidoncarbonsäure
7%	Harnstoff
12%	Natrium-, Kalium-, Magnesium- und Calciumsalze
12%	Natriumsalze der Milch- und Citronensäure (Laktate und Citrate), Chloride, Phosphate
17%	Ammoniak, Harnsäure und weitere organische Säuren

3. pH-Werte der Haut

Der pH-Wert ist definiert als der negative dekadische Logarithmus der Wasserstoffionen-Konzentration. Säuren haben einen pH-Wert von 0 (stark sauer) bis knapp 7 (neutral), Basen einen solchen von etwas über 7 (neutral) bis 14 (stark alkalisch). Zur Beurteilung des Säuren-Basen-Status werden pH-Wert, CO_2-Partialdruck und Hydrogenkarbonatgehalt des Blutes gemessen.

Der Körper hat Puffersysteme entwickelt, die überschüssige Säuren (oder Basen) neutralisieren. Im Blut sind es z.B. das Natriumhydrogenkarbonat $NaHCO_3$, das Dinatriumhydrogenphosphat Na_2HPO_4 sowie bestimmte Proteine. Diese Stoffe können allerdings nur in begrenzten Mengen Säuren binden. Wenn die Pufferkapazität überschritten wird, kommt es zur Azidose

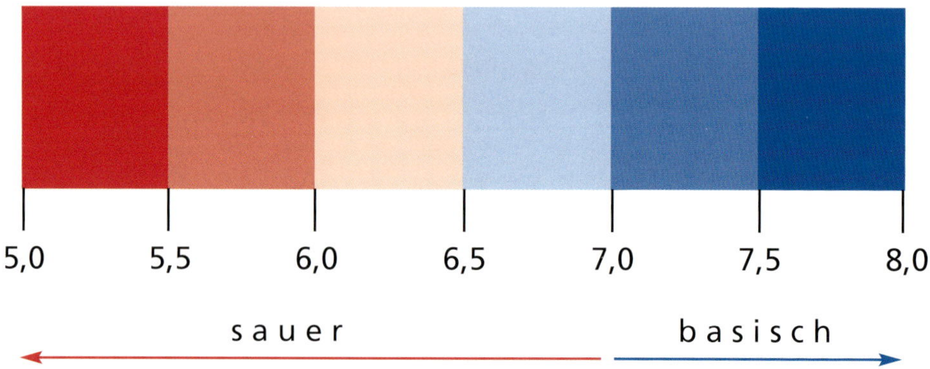

und der Körper wird gezwungen, mineralische Bestandteile aus den Basendepots (Haarboden, Knochen, Knorpel) zu mobilisieren, um die anfallenden Säuren zu neutralisieren.

Viele der sauren Inhaltsstoffe an der Hautoberfläche stammen aus den Schlackendepots vom Binde- und Unterhautgewebe und haben mit der normalen Hautbeschaffenheit nichts zu tun. Leider hat man bei den ersten Hautanalysen die sauren Bestandteile der Haut für „normal" gehalten. 1928 haben *Schade* und *Marchionini* erstmalig den Begriff **Säureschutzmantel** eingeführt. Nach dem Zweiten Weltkrieg wurde diese Bezeichnung fast von der gesamten Kosmetikindustrie übernommen. Dabei ist man auf die Idee gekommen, Gleiches mit Gleichem zu behandeln, d.h. den pH-Wert der Körperpflegeprodukte dem gegenwärtigen pH-Wert der Haut anzupassen. So wurde die saure Körperpflege geboren und der verheerende Denkfehler nahm seinen Lauf.

Es stellt sich die Frage, ob unsere Haut immer so sauer war? Mit dem Wohlstand und der industriellen Herstellung der Nahrung kamen auch zahlreiche Zivilisationskrankheiten wie Rheuma, Gicht, Diabetes, Neurodermitis, Psoriasis oder Cellulite. Durch denaturierte Nahrung, Fastfood, hohen Zucker-, Kaffee-, Fleisch- und Alkoholkonsum sowie eine explosionsartige Zu-nahme der Umweltgifte wurde unsere Haut einer bisher nie da gewesenen Säureflut von außen und von innen ausgesetzt. Die körpereigenen Puffersysteme wurden dabei mehrfach überfordert und der Körper begann, die überschüssigen Säu-ren im Unterhaut- und Bindegewebe zu deponieren.

Mit Talg und Schweiß gelangen immer wieder saure Bestandteile aus den Körper-Unterhaut-Depots nach außen und lösen Ekzeme, Hautunreinheiten und Juckreiz aus. Doch durch den Einsatz saurer Körperpflegeprodukte werden die sauren Schlacken von der Hautoberfläche wieder nach innen gedrängt.

Der physiologische pH-Wert der „gesunden" Haut wird gegenwärtig mit Mittelwerten zwischen 5,2 bis 5,7 angegeben. Wie wird eigentlich der „normale" pH-Wert der Haut ermittelt? Zur Feststellung der „gesunden" Werte für die Allgemeinmedizin werden regelmäßig Bundeswehrsoldaten, also junge Menschen im Alter von 18 bis 25 Jahren als mustergültige Beispiele getestet. Jede aktuelle Norm z.B. für die Blut--fettwerte oder den Harnsäurespiegel, aber auch für die pH-Werte der Haut, wird in dieser Population ermittelt und der Durchschnittswert auf die gesamte Bevölkerung übertragen. Interessanterweise lag der durchschnittliche pH-Wert der Haut in den Sechzigern noch bei 6,0 bis 6,2 – heute liegt er dagegen nur noch bei 5,0 bis 5,5!

SAUER

pH<7

ANGREIFEND
VERSPANNEND
HART
AGGRESSIV
TRENNEND
FESTHALTEND
BLOCKIEREND
VERSCHLACKEND

BASISCH

pH>7

BERUHIGEND
ENTSPANNEND
WEICH
MILD
AUSGLEICHEND
ERNEUERND
LÖSEND
ENTSÄUERND

langkettige Inhaltsstoffe

kurzkettige Inhaltsstoffe

EINGESCHRÄNKTER WIRKSTOFFAUSTAUSCH

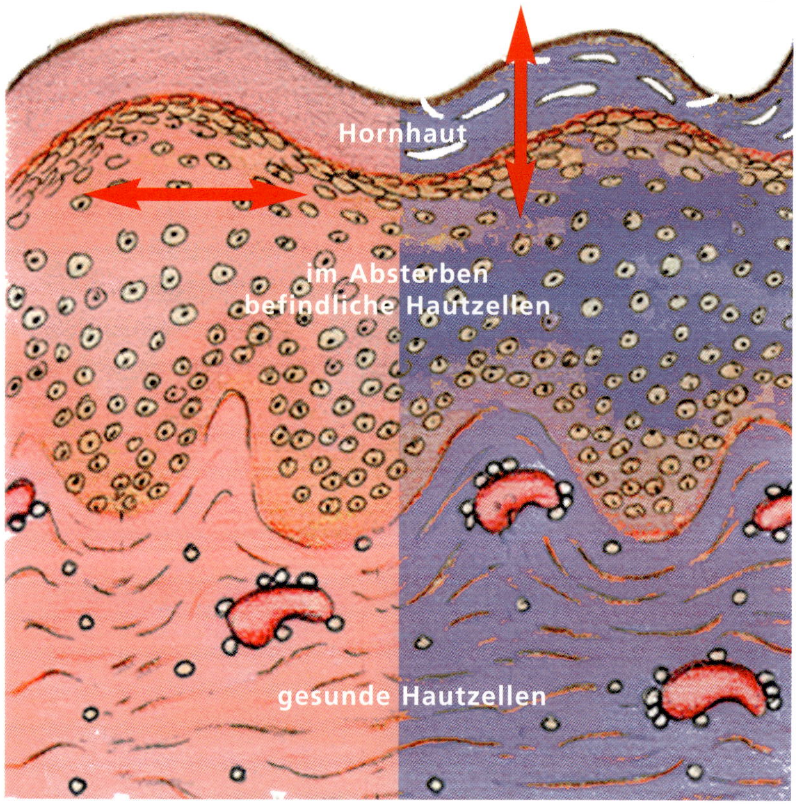

UNEINGESCHRÄNKTER WIRKSTOFFAUSTAUSCH

Hautatmung und Wirkstoffaustausch unter saurer (rot) und basischer (blau) Körperpflege.

4. Gefahr durch saure Körperpflegeprodukte?

Nach der Einführung der ersten sauren Körperpflegeprodukte vor über vierzig Jahren konnten kurzfristig einige Erfolge bei problematischer Haut (wie z.B. bei atopischen Erkrankungen) beobachtet werden. Die „neutralen" (pH 5-5,5) und in Wirklichkeit sehr sauren Produkte bewirken, dass die an die Hautoberfläche beförderten Säuren wieder zurück ins Unterhautgewebe verfrachtet werden. Dadurch wird eine vorübergehende Besserung von Ausschlag und Juckreiz erzielt. Dabei werden jedoch nur die Symptome der Krankheit „ausgeschaltet" und nicht ihre Ursachen beseitigt.

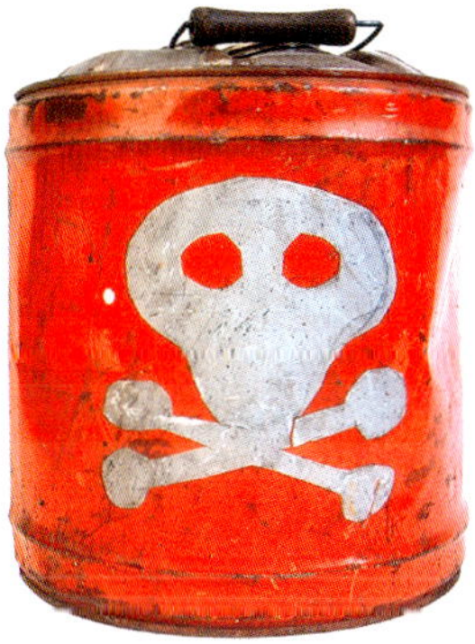

Viele der gängigen sauren Körperpflegeprodukte auf dem Markt sind für den täglichen Dauergebrauch völlig ungeeignet. Einige von ihnen enthalten sogar eine ganze Reihe toxisch wirkender Stoffe, die durch Hautporen aufgenommen und im Körper deponiert werden können. Hier einige Beispiele:

✖ ***Medizinische Seifen*** enthalten sehr aggressive Substanzen wie Schwefel oder Teer. Sie können die gesunde Haut extrem schädigen. Der Einsatz von medizinischen Seifen bei bestimmten Hauterkrankungen wie z.B. Schuppenflechte ist daher mehr als fraglich.

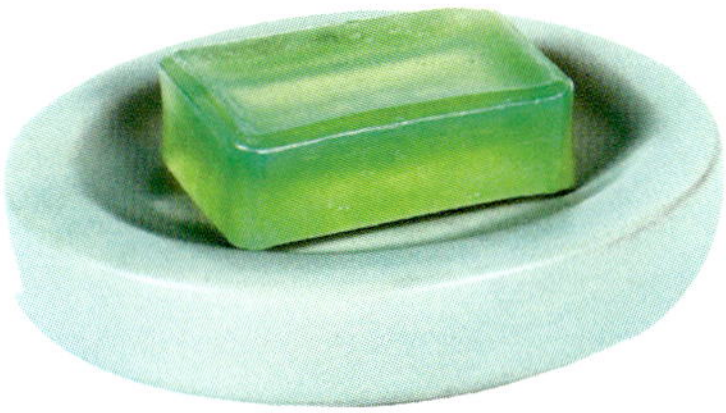

✖ ***Parfümseifen*** beinhalten zusätzlich das Parfümöl. Im pflegerischen Bereich sollen diese Seifen nicht verwendet werden, da die hinzugesetzten Parfümöle zu Allergien führen können. Eine Rückfettung durch Parfümseifen ist nicht zu erwarten.

✖ ***Deoseifen*** unterscheiden sich von den Parfüm- und den einfachen Feinseifen dadurch, dass ihnen geruchsstillende Zusätze und Desinfektionsmittel beigegeben sind. Diese greifen die Hautflora an und verändern sie. Bei einer regelmäßigen Anwendung dieser Deoseifen wird die Hautflora zerstört und die lokale Immunabwehr reduziert. Außerdem findet sich in vielen Deos Aluminium, das zum Versiegeln der Schweißdrüsen verwendet wird. Aluminium ist sehr toxisch, kann über die Lymphbahnen zu den Körperzellen gelangen und viele Organe belasten.

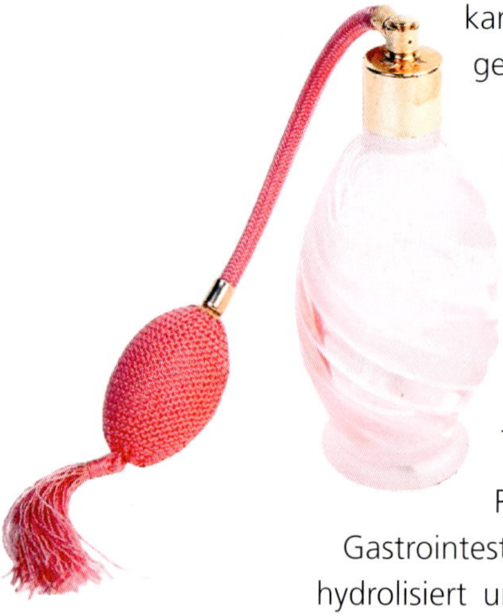

✖ ***Parabene*** werden fast in allen kosmetischen Produkten als Konservierungsmittel verwendet. Sie wirken in einem pH-Bereich von 6-9,5 antimikrobiell. Die bakteriostatische Wirkung nimmt mit wachsender Kettenlänge zu, gleichzeitig anwesende Makromoleküle können die keimtötende Wirkung jedoch beeinträchtigen.

Parabene werden schnell aus dem Blut und dem Gastrointestinaltrakt resorbiert, zu p-Hydroxybenzoesäure hydrolisiert und als Konjugat über die Niere wieder ausgeschieden. Die Permeationsgeschwindigkeit durch die intakte Haut ist gleichfalls hoch. Sie variiert in Abhängigkeit vom dem Vehikel, in dem der Ester appliziert wird.

Im Tierversuch mit Parabenen konnte eine Atrophie der Milz, der Thymusdrüse, des Leberparenchyms und der Lymphknoten beobachtet werden. Bei Konzentrationen von 5% und 10% starben alle Tiere.

Bei Menschen sind mehrfache Hautirritationen und andere allergische Reaktionen auf Parabene bekannt. Die Empfindlichkeit gegenüber Parabenen nimmt besonders stark mit dem Alter zu, weil im Körper älterer Menschen bereits andere Toxine abgelagert sind. Parabene werden besonders häufig in den Augenkosmetika verwendet. Hier muss mit allergischer Konjunktivitis gerechnet werden.

✖ ***Zinksalben*** können die Haut durch hohe Zinkanteile extrem stark austrocknen.

✖ ***Syndets*** stehen für Flüssigwaschpräparate. Das Wort *Syndets* bezeichnet flüssige, waschaktive Substanzen und kommt von **syn**thetisch (künstlich hergestellt) und **Det**ergens (Reinigungsmittel). Ihr pH-Wert liegt im sauren Bereich. Die in den Syndets und Seifen befindlichen waschaktiven Substanzen (Tenside) führen zu einer Zunahme des transepidermalen Wasserverlustes. Beim häufigen Waschen trocknet die Haut aus und wird empfindlicher gegenüber Pilzen, Viren und Bakterien.

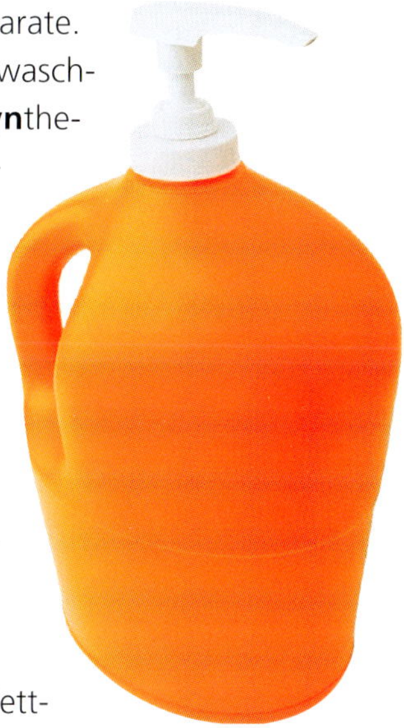

✖ ***Fettsalben*** besitzen einen hohen Fettanteil (z.B. Vaseline, Lanolin, Melkfett). Sie überziehen die Hautoberfläche mit einem isolierenden, wasserundurchlässigen Film. Dieser Film verhindert das Verdunsten von Sekret und quellt die Hornschicht auf (mit einer nachhaltigen Hydration). Auch die Abgabe von Wärme wird behindert. Die Anwendung von Fettsalben im Bereich der Rückfettung oder der Dekubitusprophylaxe ist sehr fraglich. Vorsicht bei fiebernden Patienten (Hitzestau möglich).

Laut einer Meldung vom Bundesgesundheitsamt ist die Anwendung von Melkfett nicht ganz unproblematisch, da dieses oft Desinfektionsmittel- oder Antibiotika-Rückstände enthält, die bei der Tierhaltung verwendet werden.

Vaseline ist ein halbfestes, salbenartiges Gemisch gesättigter aliphatischer Kohlenwasserstoffe großer Kettenlänge. Vaseline wird aus den bei der Destillation des Erdöls verbleibenden dunklen, halbfesten Rückständen gewonnen. Bei empfindlicher Haut sind allergische Reaktionen auf Vaseline möglich.

✖ ***Tenside*** (Detergentien) sind oberflächenaktive Substanzen. Bei den waschaktiven Tensiden unterscheidet man zwischen anionischen, kationischen, amphoteren und nicht ionischen. Aus der Gruppe der Anionentenside besitzt Natriumlaurylsulfat ein deutliches Irritationspotential – allergische Reaktionen sind möglich.

✖ ***Desinfektionsmittel*** mit bakterienabweisenden Inhaltsstoffen. Dabei ist die Kombination feuchtes Milieu und Kontakt mit einem Tensid besonders verhängnisvoll für die Haut. Zu den betroffenen Berufsgruppen gehören Friseure, Hausfrauen, Kranken- und Altenpfleger.

✖ ***Silikone*** sind Kunststoffe aus hochpolymeren Silicium-Kohlenstoffverbindungen mit Silicium-Sauerstoffgerüst. Man unterscheidet Öle, Pasten, feste und elastische Produkte (Silikonkautschuk). Silikone sind absolut wasserabweisend, wärmebeständig, isolierend und nicht brennbar. Mit Silikon ausgerüstete Gewebe sind regensicher, luftundurchlässig, schmutzabweisend sowie form- und reinigungsbeständig. Als Bestandteile zahlreicher Körperpflegemittel verhindern Silikone selbst in geringer Konzentration die Hautatmung sowie den Abtransport von Schlacken aus dem Unterhautgewebe an die Hautoberfläche.

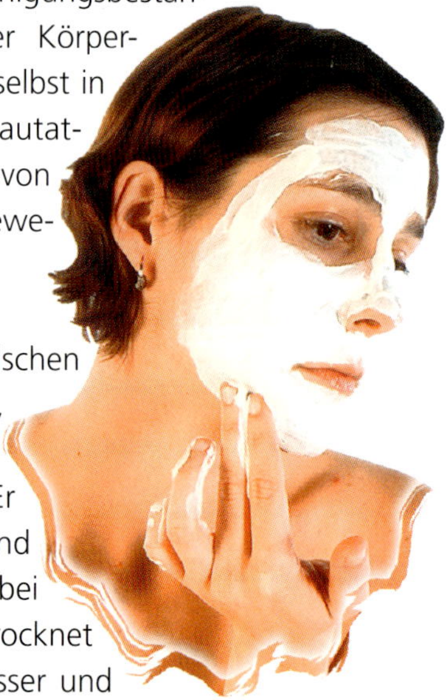

✖ ***Puder*** besteht aus anorganischen Stoffen (unter anderem Zink-, Titanoxid, Talkum) oder aus organischen Stoffen (z.B. Stärke). Er haftet nur gering auf der Haut und neigt deshalb zum Verkrümeln bei feuchter Hautsekretion. Puder trocknet die Haut sehr aus, da er ihr Wasser und Fette entzieht.

✖ ***Paraffine*** sind farblose Gemische aus gesättigten, höheren aliphatischen Kohlenwasserstoffen (Alkane) mit flüssiger, wachsartiger oder fester Konsistenz. Paraffine sind wasserunlöslich. Sie werden aus den Rückständen von der Destillation des Erdöls, aus Braunkohlenteer, aus Erdwachs oder durch Kohlenhydrierung gewonnen. Rohparaffine werden durch Raffination (Benzinwäsche oder Schwefelsäure-Einwirkung) gereinigt und zu Hartparaffinen umgewandelt, die als Grundlage für zahlreiche Salben dienen.

Paraffine vbehindern die Hautatmung, weil sie die intakten Hautporen verkleben und sogar die Schweißabsonderung hemmen können. Es sind zahlreiche Fälle von allergischen Reaktionen auf paraffinhaltige Salben bekannt.

✖ ***Saure Shampoos*** (pH-Wert 5,0-5,5) tragen nach dem Osmose-Gesetz dazu bei, dass dem Haarboden vermehrt basische Bestandteile entzogen werden. Die Folgen können struppige Haare, Schuppenbildung und Haarausfall sein.

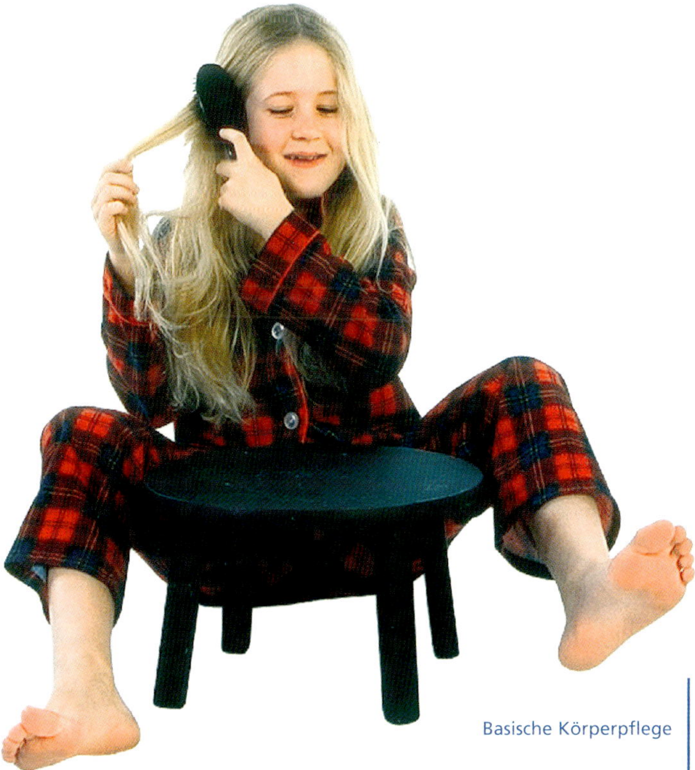

✖ ***Alkoholische Mittel*** (enthalten in den meisten Kosmetika) bestehen aus Äthanol oder Isopropanol (einwertiger Alkohol) und dienen als Trägerlösung für Zusatzstoffe. Sie trocknen die Haut stark aus und blockieren den natürlichen Rückfettungsmechanismus. Die häufige Anwendung alkoholhaltiger Körperpflegemittel ist oftmals ein Ausgangspunkt für Dermatosen, Allergien und Neurodermitis. Alkohole entziehen der Oberhaut Feuchtigkeit und Fette, sie zerstören die Doppellipidschichten der Hornhautplättchen und damit auch die Schutzschicht. Alkohole werden oft in hohen Konzentrationen (bis 30%) zur Konservierung eingesetzt (zum Zwecke der Auslobung „frei von Konservierungsmitteln") und gefährden daher die Schutzschicht.

✖ ***Öle*** (zum Auftragen oder als Badeöle) werden gewöhnlich zur Auflösung von Auflagerungen wie Schuppen oder Borken und zur Rückfettung trockener Haut benutzt. Ihre Wirkung ist jedoch fatal für die Haut. Die Hautporen werden durch das Öl verstopft, die Hautatmung und der Schlackentransport aus dem Unterhautgewebe an die Hautoberfläche behindert. Aufgrund der okklusiven Wirkung sollen ölhaltige Produkte niemals auf gereizte oder nässende Haut aufgetragen werden.

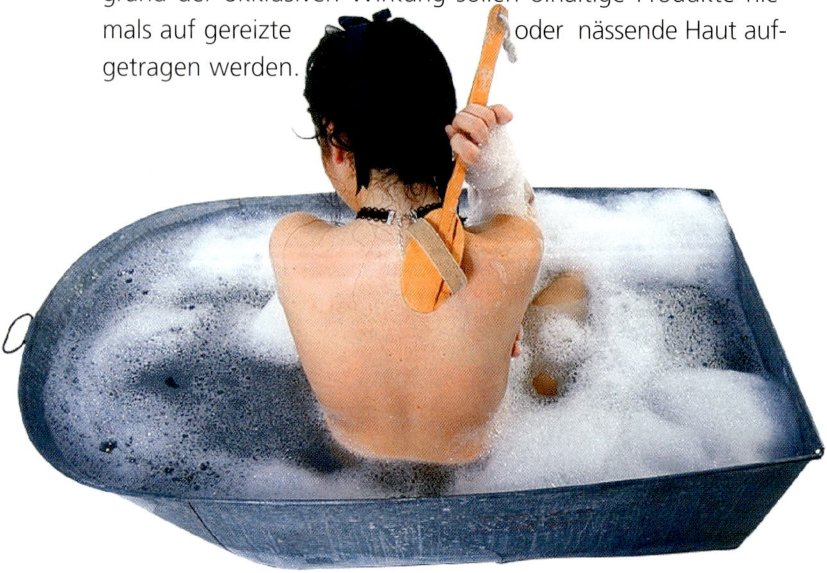

5. Zusammenfassung

1. Saure Körperpflegeprodukte greifen die Haut an und führen bei übermäßiger Anwendung zu Hautirritationen, die sich als Austrocknung, Schuppenbildung, starke Verhornung, Ekzem, Juckreiz, Mitesser oder vorzeitige Hautalterung manifestieren.

2. Besonders die waschaktiven Substanzen der Seifen und Syndets sind an der Zerstörung der Hornschichtlipide beteiligt. Durch häufiges Waschen, Duschen und Spülen verliert die Haut ihre Widerstandsfähigkeit, trocknet aus und wird empfänglicher gegenüber Infektionen.

3. Alkohole und alkoholhaltige Substanzen in Verbindung mit anderen organischen Lösungsmitteln zerstören ebenfalls die Hornschichtlipidbarriere und trocknen die Haut aus.

4. Saure Kosmetika verhindern die Ausscheidung von Säuren aus dem Unterhautgewebe durch die Hautporen.

5. Neben einem Kontakt zu chemischen, ätzenden, körperfremden Substanzen aus der Umwelt können auch häufige Desinfektionen mit bakterienabweisenden Stoffen zur Zerstörung der empfindlichen Hautschichten beitragen.

6. Synthetische Öle, Paraffine, Fettsalben sind nicht oder nur sehr schwer wasserlöslich. Nach dem Auftragen verbleiben sie lange auf der Hautoberfläche, verkleben die Hautporen, hin dern die Hautatmung und die Ausscheidung von Schlacken.

7. Saure Shampoos tragen indirekt zum Haarausfall bei, in dem sie die basischen Schichten im Haarboden angreifen und die mineralische Struktur der Haare zerstören.

8. Viele Bestandteile der modernen Körperpflegeprodukte sind schwach toxisch. Bei regelmäßiger, täglicher Anwendung ergeben sich jedoch gravierende Belastungen für die Haut und den gesamten Körper.

Sauer macht nicht lustig

1. Veränderte Umweltbedingungen

Von der wachsenden Übersäuerung des Lebensraumes sind alle Menschen in den Industrieländern betroffen. Auf eine solche Veränderung von Umweltbedingungen in den letzten Jahrzehnten ist der menschliche Körper genetisch nicht vorbereitet. Die Folgen sind Zivilisationskrankheiten wie Rheuma, Adipositas, Diabetes, Allergien, chronische Müdigkeit u.v.m.

Täglich werden wir mit unzähligen Giften in Wasser, Nahrung und Luft konfrontiert. Hinzu kommt der Konsum von Alkohol und Nikotin, Medikamenteneinnahme, Zahnfüllungen aus Amalgam, Implantate, Chemikalien in der Kleidung, Teppichen, Möbeln und Farben, abgestorbene Bakterien, Viren, linksdrehende Milchsäure, UV-Strahlung, Zusatzstoffe in den Nahrungsmitteln und vieles mehr.

Durch Ernährungsfehler, Fastfood, externe Noxen und Bewegungsmangel wird der fortschreitende Vitamin- und Mineralstoffmangel zu einem immer größeren Problem, das erst in den letzten Jahren zunehmend erkannt wird.

Ein weiteres Problem stellt die schleichende Bodenübersäuerung dar, die durch Monokulturanbau, sauren Regen, Überdüngung und massive Verwendung von Pestiziden und Herbiziden verursacht wurde (siehe Abbildung auf Seite 37). Dabei entsteht ein regelrechter Teufelskreis: Schwermetalle und andere Umweltgifte erreichen tiefe Bodenschichten und verunreinigen sogar das Grundwasser. Der übersäuerte Boden entzieht den angebauten Pflanzen mineralische Bestandteile. Ein Grund, weshalb der Vitamin- und Mineralstoffgehalt in Obst und Gemüse immer mehr abnimmt (siehe Tabelle auf Seite 38).

Auch die Art der Lagerung und der Zubereitung von Nahrung hat einen großen Einfluss auf den Nährstoffgehalt jedes einzelnen Lebensmittels. Zusätzliche Mineralstoffverluste sind möglich durch:

Säubern	Gemüse und Salat	21 bis 61%
	Karotten	63 bis 71%
Zerkleinern	Obst und Gemüse	20 bis 30%
Kochen	Kartoffeln	bis 32%
Lagern	Salat	bis zu 90% bereits nach 3-4 Tagen

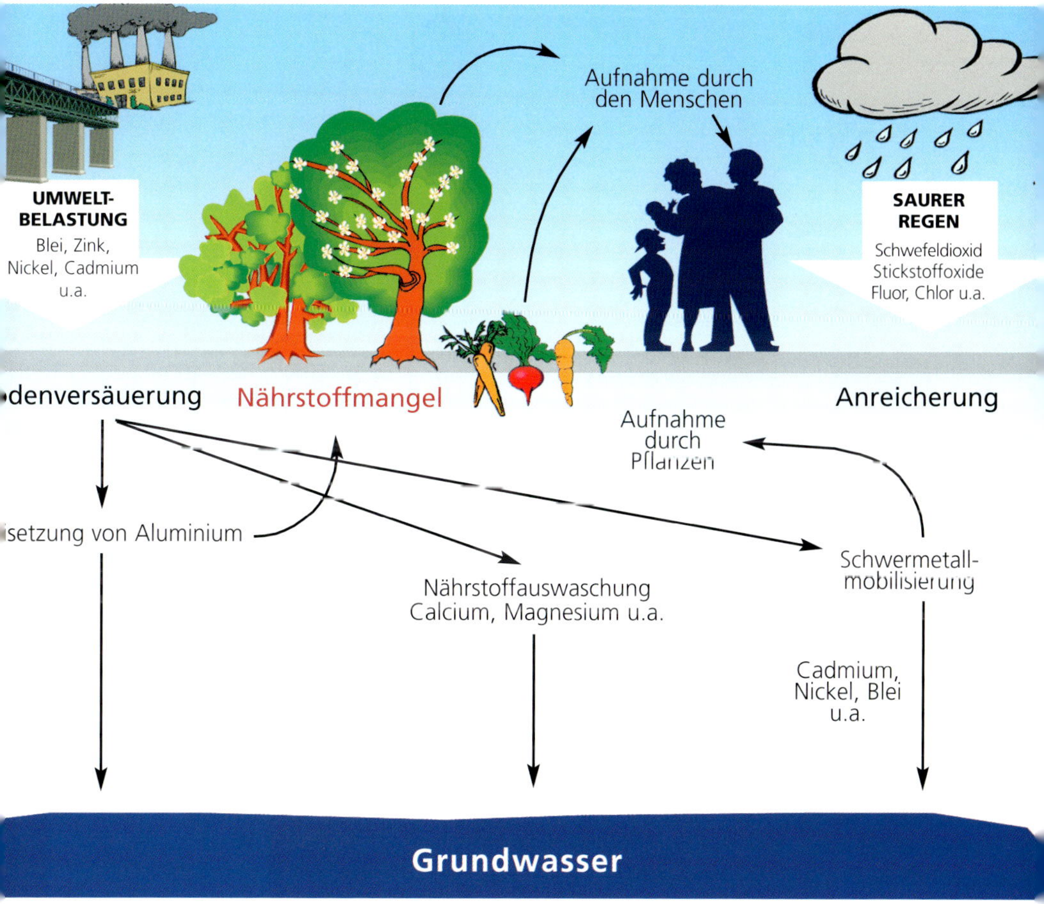

le: Amt für Umweltschutz, St. Gallen, Schweiz.

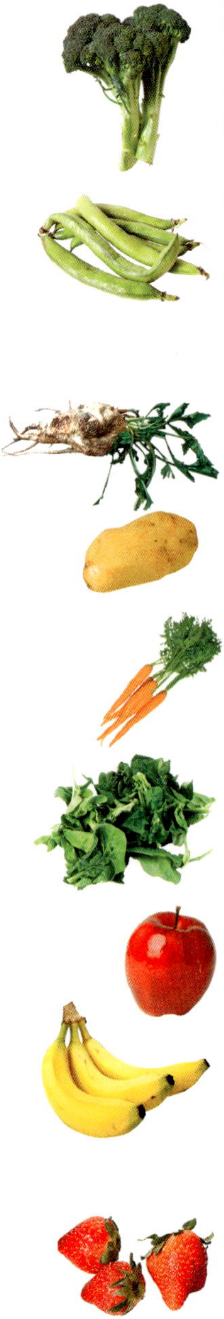

mg je 100 g Lebensmittel		1985	1996	Differenz
Brokkoli	Calcium	103	33	-68%
	Folsäure	47	23	-52%
	Magnesium	24	18	-25%
Bohnen	Calcium	56	34	-39%
	Folsäure	39	34	-12%
	Magnesium	26	22	-15%
	Vitamin B6	140	55	-61%
Fenchel	Folsäure	100	32	-68%
Kartoffeln	Calcium	14	4	-71%
	Magnesium	27	18	-33%
Möhren	Calcium	37	31	-16%
	Magnesium	21	9	-57%
Spinat	Magnesium	62	19	-69%
	Vitamin B6	200	82	-59%
	Vitamin C	51	21	-59%
Äpfel	Vitamin C	5	1	-80%
Bananen	Calcium	8	7	-13%
	Magnesium	31	27	-13%
	Folsäure	23	3	-87%
	Vitamin B6	330	22	-93%
Erdbeeren	Calcium	21	18	-14%
	Vitamin C	60	13	-78%

1985 erstellte Studie und 1996 ermittelte Werte beim Vergleichsexperiment aus dem Schwarzwald Sanatorium Obertal.

2. Azidosen

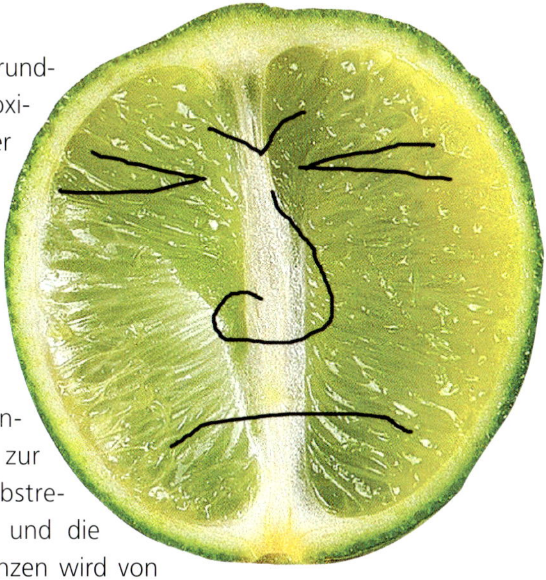

Die steigende Verschlackung des Grundsystems führt im Körper zu hypoxischen Zuständen mit zunehmender Gewebeazidose. Besonders gefährdet sind Raucher und ältere Menschen. Die Säuren-Basen-Regulation eines 75-Jährigen besitzt nur noch 25% der Kapazität eines 30-Jährigen!

Durch die Belastung des Mesenchyms kommt es zwangsläufig zur Funktionseinschränkung der Selbstregulationsmechanismen im Körper und die Halbwertszeit der Schlackensubstanzen wird von durchschnittlich zwei Wochen auf mehrere Monate oder sogar Jahre ausgedehnt.

Zu den Stoffwechselschlacken, die der Körper entsorgen muss bzw. beim starken Überangebot einlagert, gehören z.B. Schwermetalle, Immunglobuline, Kohlenmonoxid-Hämoglobine, Albumine, Fremdantigen-Proteine, Cholesterin, Harnsäure, Milchsäure, Ammoniak, Xenobiotika u.v.m.

Eine latente Azidose kann sich lange den klassischen, klinischen Untersuchungsparametern entziehen. Sie kann sogar jahrelang im Körper bestehen, ohne dass eine pH-Wert-Veränderung sichtbar wird. Dabei nimmt der Verbrauch basischer Puffersubstanzen im Blut kontinuierlich zu, der Körper wird entmineralisiert und das Osteoporose-Risiko steigt, nicht nur bei Frauen.

Die Kompensationsmechanismen, die der Körper bei latenter Übersäuerung aktiviert, führen zu einer Reihe klinisch relevanter Störungen und signifikanter Morbididät. Die meisten Zivilisationskrankheiten, die heute sehr verbreitet sind, müssen daher als Folgen einer Übersäuerung angesehen werden.

Jeder von uns wird täglich mit zahlreichen Säuren konfrontiert. Einige tragen sogar freiwilig zur Übersäuerung bei, indem sie sich über Jahre bestimmten Noxen wie Nikotin oder Alkohol aussetzen.

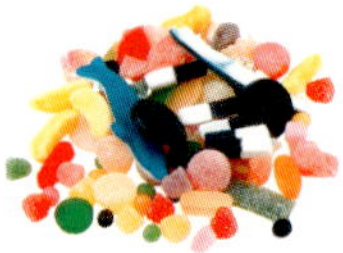
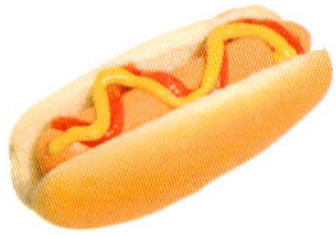
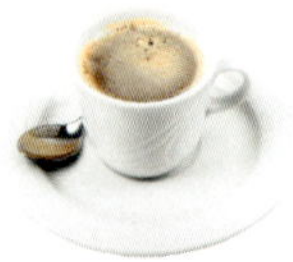
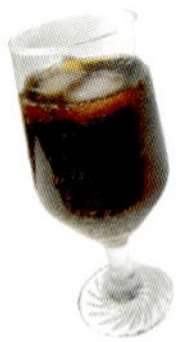
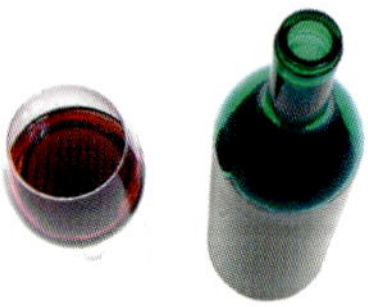
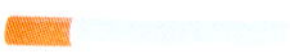
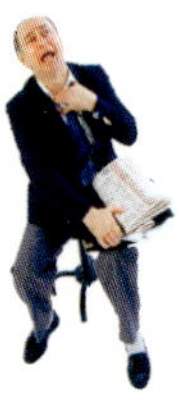
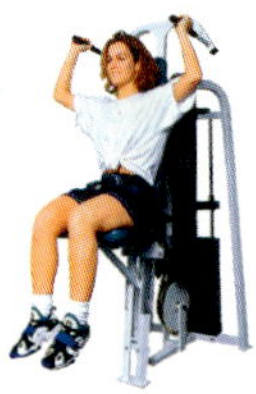

Säure-Quelle	Säureart
Süßigkeiten/Weißmehlprodukte →	Essigsäure
Fleisch/Wurst →	Harnsäure
	Schwefelsäure
	Salpetersäure
Kaffee →	Gerbsäure
Limonaden/Mineralwasser →	Kohlensäure
Cola →	Phosphorsäure
Wein →	Weinsäure
	Schwefelsäure
Zigaretten →	Nikotinsäure
Stress/Angst/Ärger →	Salzsäure
körperliche Überanstrengung →	Milchsäure

Zellentartung durch Azidose

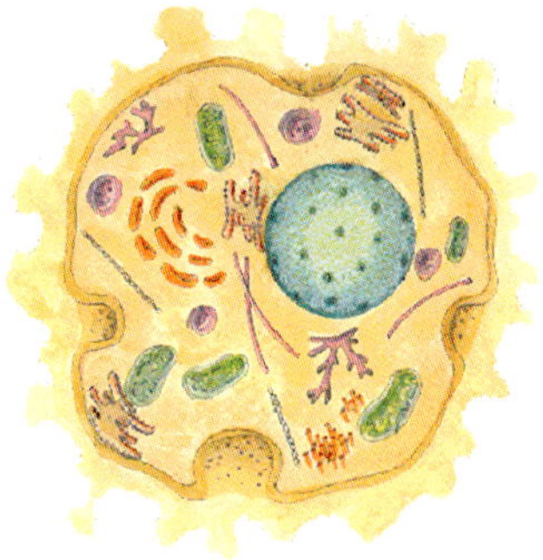

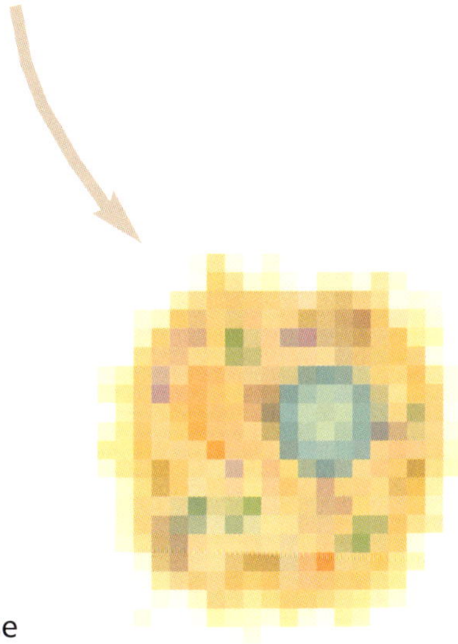

2.1 Auswirkungen einer Azidose

- Hemmung der Osteoblasten
- Steigerung der Knochenresorption
- Reduzierung der Enzymaktivitäten
- Abnahme der Sauerstoff-Utilisation
- Verformung von Zellen und Gewebe
- Initiierung degenerativer Prozesse
- Erhöhung der Aminosäurenoxidation
- Aktivierung der muskulären Proteolyse
- Hemmung der hepatogenen Albuminsynthese
- Reduzierung der zytotoxischen Aktivität der NK-Zellen
- Abnahme der T-Zellen-Aktivität: bei pH-Werten unter 7,0 werden keine Tumorzellen mehr abgetötet
- Hemmung der Interleukin-2-abhängigen Lymphozytenproliferation
- Reduktion der ATP-vermittelten Lyse von Tumorzellen
- Behinderung der Vitamin-D-Resorption
- Steigerung der Glukokortikoid-Sekretion
- Abschwächung der Wirkung von Erythropoetin
- Hemmung der STH-Sekretion

2.2 Säurebildner in der Nahrung

Viele Nahrungsmittel reagieren im Körper sauer, haben einen geringen Nährwert und werden nur sehr langsam im Verdauungstrakt abgebaut. Hier eine Auswahl der Nahrungsmittel, geordnet nach ihrem Säuregehalt auf einer Skala von 40 bis 0.

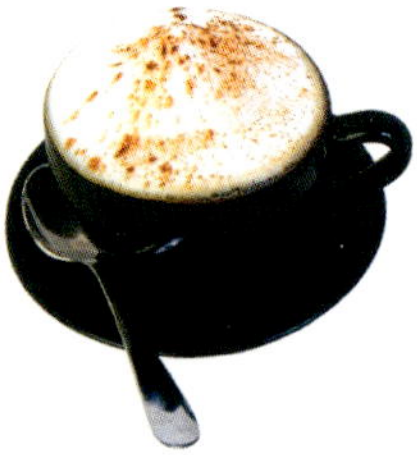

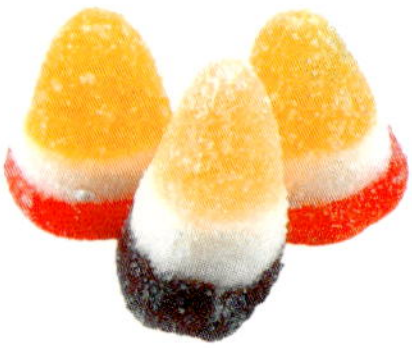

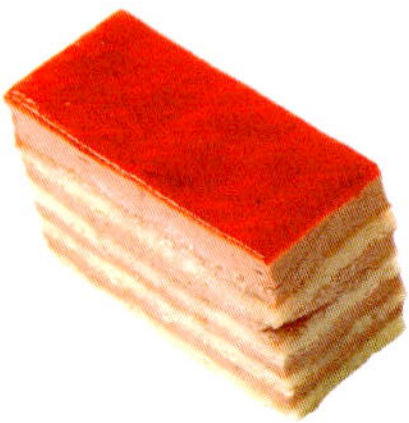

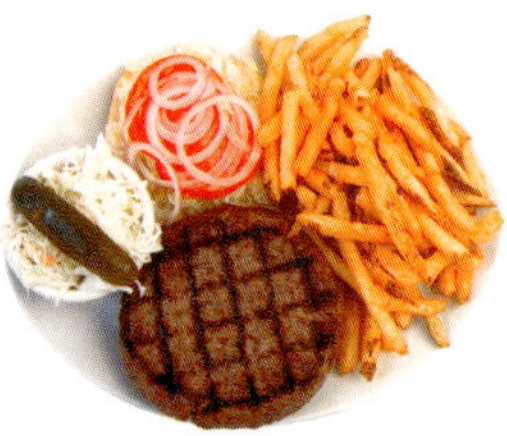

Bohnenkaffee	40,0
Schweinefleisch	38,0
Rindfleisch	34,5
Zucker, Marmelade	30,0
Limonaden, Cola	30,0
Eier	20,0
Seefisch	20,0
Hartkäse	18,1
Quark	17,3
Heringe	17,0
Schokolade	14,0
Süßwasserfisch	11,8
Kaviar	11,0
Putenfleisch	10,5
Weißbrot, Brötchen	10,0
Margarine	7,5
Butter	3,9
Sahne	2,9
H-Milch	1,0

sowie alle Arten von Alkohol

2.3 Basenlieferanten

Die meisten Basen liefern Obst und Gemüse (trotz der bereits erwähnten Nährstoffverluste). Hier eine Auswahl der häufigsten Basenlieferanten nach ihrem Basengehalt auf einer Skala von 0 bis 40.

Blumenkohl	3,1
Birne	3,2
Apfel	4,1
Zwetschgen (frisch)	4,9
Kartoffeln	5,1
Pflaumen	5,8
Linsen (gekocht)	6,0
Aprikosen	6,5
Orangen	7,0
Radieschen	7,0
Trauben (reif)	7,6
Karotten	9,5
Zitrone	9,9
Bananen	10,1
Mandarinen	11,5
Sellerie	13,3
Tomaten	13,6
Endivie	14,5
Rosinen	15,1
Löwenzahn	22,7
Feigen (getrocknet)	27,5
Gurke	31,5
Soja	38,0
Rettich (schwarz)	39,4

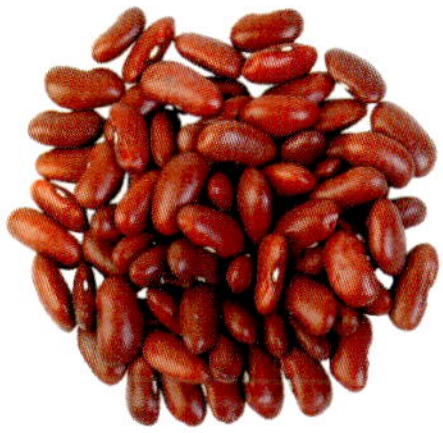

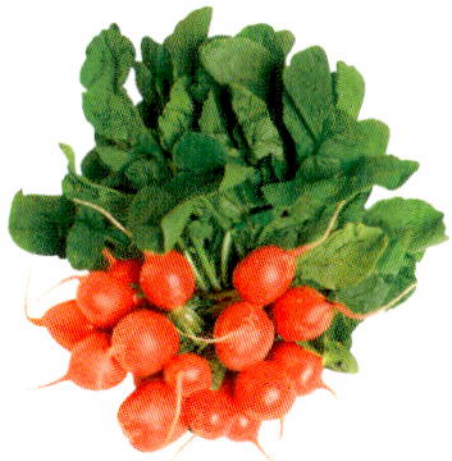

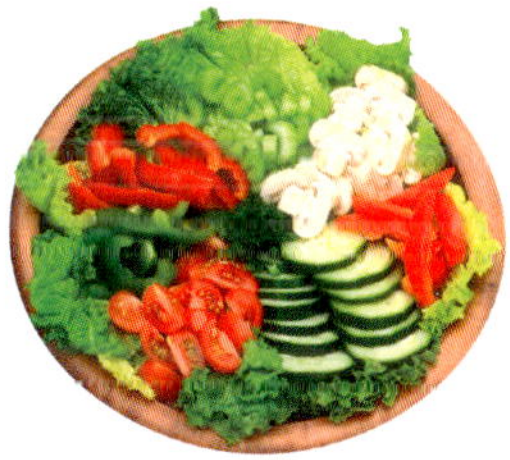

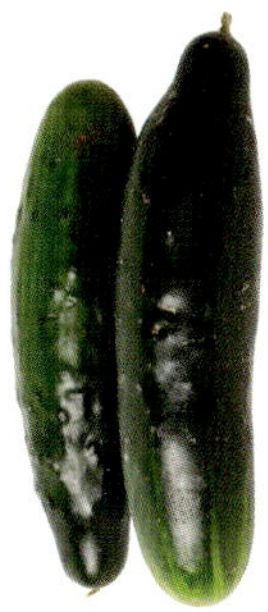

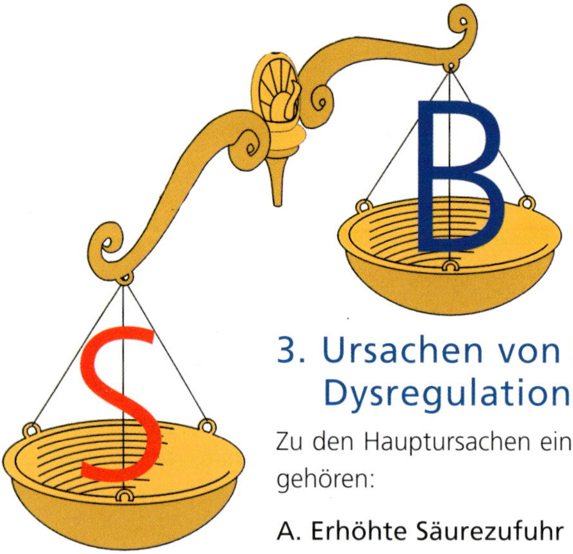

3. Ursachen von Säuren-Basen-Dysregulationen

Zu den Hauptursachen einer gestörten Säuren-Basen-Balance gehören:

A. Erhöhte Säurezufuhr

Die denaturierte Zivilisationskost ist arm an Mineralstoffen. Raffinierte Kohlenhydrate, tierisches Eiweiß, Kaffee und Alkohol gehören zu den größten Säurebildnern.

B. Unzureichende Basenverwertung

Durch Leberentgiftungsstörungen, z.B. bei erhöhter Ammoniak- und Fuselalkoholbildung aus dem intestinalen Bereich und durch Sauerstoffmangel, wird vermehrt pufferndes Bikarbonat verbraucht und gebunden.

C. Mangelnde Säurenausscheidung

Bewegungsarmut, falsche, oberflächliche Atmung und reduzierte Schweißvorgänge tragen dazu bei, dass viele Säuren nicht richtig neutralisiert und ausgeschieden werden.

D. Erhöhte Säurenproduktion

Bestimmte Krankheiten wie Diabetes mellitus, Leberfunktionsstörungen, Infektionen, verstärkte Gärungsprozesse im Darm, körperlicher Stress und extremer Leistungssport erhöhen den Säurepegel im Organismus. Die bekannte Folge davon ist z.B. die Laktatazidose.

E. Latenter Basenverlust

Bei chronischem Durchfall oder Verschiebungen in der Darmflora (Dysbiosen) wird im Stuhl vermehrt der basische Puffer Natriumbikarbonat ausgeschieden.

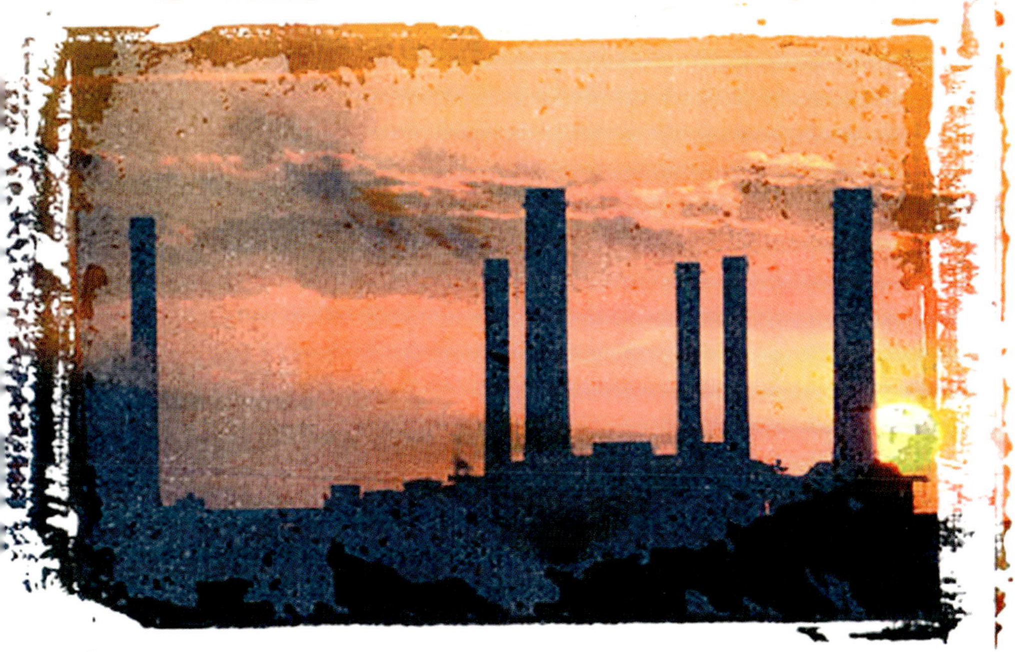

4. Schwermetalle und Umweltgifte

Mit der zunehmenden Umweltbelastung gelangen Schwermetalle in den unmittelbaren Lebensraum des Menschen. Die Aufnahme der hochtoxischen Substanzen erfolgt meist mit der Nahrung und Trinkwasser, über die Haut und die Luftwege, durch Noxen, Implantate, Impfungen und andere Medikamente, diaplazentar und mit der Muttermilch. Einen 100%-igen Schutz vor Schwermetallen gibt es nicht. Je nach Körperkonstitution, genetische Disposition und Nährstoffversorgung kann jedoch die individuelle Belastung von Mensch zu Mensch deutlich variieren.

Schwermetalle lagern sich in unterschiedlichen Gewebearten ein und können die gesamten Stoffwechsel- und Organfunktionen im Körper langfristig blockieren.

Insuffizienz der Ausscheidungsorgane Nieren und Leber, Alkoholkonsum, das Rauchen, Mangel an essentiellen Nährstoffen (besonders Calcium, Selen und Zink) und Gewebeübersäuerung können die Schwermetallausscheidung deutlich behindern und zu Krankheiten führen.

Beryllium (ist zwar ein Leichtmetall, aber sehr toxisch)

Vorkommen: Nuklear- und Computerindustrie, Zigaretten.

Auswirkungen: Schädigung des Lungengewebes. Beryllose (tödliche Lungenerkrankung).

Blei

Vorkommen: Bodenablagerungen (Abgas-Spätfolgen), alte Wasserleitungen, Zigaretten.

Auswirkungen: Blei stört Gehirn- und Nervenfunktionen, behindert die geistige Entwicklung des Ungeborenen, verdrängt Calcium und Zink, führt zu Hyperaktivität und Lernstörungen bei Kindern.

Cadmium

Vorkommen: Industriegifte, Zigaretten.

Auswirkungen: Ablagerung in der Leber und in den Nieren. Gestörte Eisenverwertung, Blutarmut, Bluthochdruck, Allergien, unterdrückte Antikörperfunktion, Hyperaktivität, Appetit- und Geschmacksverlust, Schuppenhaut, verringerte Natriumausscheidung. Cadmiumaufnahme wird durch Zinkmangel erheblich erhöht.

Nickel

Vorkommen: Metallschmuck, Industriegifte.

Auswirkungen: Kontaktallergien, (bei Zink- und Calciummangel wird die Allergiebereitschaft gegenüber Nickel erhöht), Stirnkopfschmerzen, Schwindel, Brechreiz.

Quecksilber

Jährlich werden industriell ca. 10.000 Tonnen Quecksilber hergestellt!

Vorkommen: Medikamente, Impfstoffe – in den meisten Flüssigimpfstoffen ist Quecksilber in Form von Thiomersal (Ethyl-Quecksilber-Thiosalicylat) vorhanden, einem Biozid, das dem Impfstoff als Konservierungsmittel hinzugefügt wird und zu 54 Prozent seines Molekülgewichtes aus Quecksilber besteht,

Amalgamfüllungen, Thermometer, Kosmetika, Hochseefisch. Quecksilber kann sich im Körper in folgenden Geweben anreichern: Nervensystem (Gehirn, Rückenmark, autonome Nerven), Nieren, Nebennieren, Leber, Darmwand, Bindegewebe, Erythrozyten, Tumore, Myome, Darmmykosen.

Erkrankungen durch Quecksilberbelastung:

1. Neurologische Erkrankungen

- Depressionen
- Migräne
- Multiple Sklerose
- Morbus Alzheimer
- Amyotrophische Lateralsklerose
- Parkinsonismus

2. Organische Erkrankungen

- Fibromyalgie
- Nierenerkrankungen
- Knochenmarkserkrankungen
- Schilddrüsenerkrankungen
- Allergien
- Neurodermitis
- Asthma
- Krebs

3. Autoimmunerkrankungen

- Lupus
- Sklerodermie
- Arthritis
- Colitis ulcerosa
- Morbus Crohn

Quecksilber kann die Hirn-Blut-Schranke passieren, sich im Gehirn anreichern und allen Blut-, Harn- oder Speicheluntersuchungen trotzen. Das Verhängnisvolle an Quecksilber ist seine Fähigkeit, die Ausleitung anderer in der Nervenzelle abgelagerter Gifte zu blockieren.

Symptome bei Schwermetallvergiftung

- chronische Gelenkprobleme
- Muskelschmerzen, Tremor
- Abszessneigung
- Konzentrationsstörungen
- Gedächtnisschwund
- Schwerhörigkeit
- Sehstörungen
- erhöhte Allergiebereitschaft
- Infektanfälligkeit (meist ohne Fieber)
- Hautunreinheiten, Ekzeme, Urtikaria
- Parästhesien an Mund, Lippen, Zunge, Händen und Füßen
- konzentrische Einengung des Gesichtsfeldes
- Schluck- und Artikulationsbeschwerden
- chronische Müdigkeit
- Libidoverlust
- psychische Veränderungen (Aggressivität, Depressionen, Ängste)
- bei Kindern: „Zappelphilipp“, Lernstörungen, Legasthenie, Autismus

Aluminium

Aluminium ist ein Leichtmetall, das sich mit Vorliebe im Gehirn ablagert. Es wird vermutet, dass durch die Belastung mit Aluminium die Nervenleitbahnen nicht mehr überbrückt werden können und der Denkvorgang permanent blockiert wird. Die Folgen können fortschreitende Demenz und Morbus Alzheimer sein. Bei den Gehirn-Obduktionen von verstorbenen Alzheimer-Patienten fand man sehr hohe Aluminiumkonzentrationen, die diese These unterstützen.

Impfstoffe

Zur Haltbarmachung werden den meisten Impfstoffen chemische, teils sehr giftige Substanzen zugesetzt: Aluminiumhydroxid und -phosphat als Bindemittel, Formaldehyd, Chloroform, Polysorbate zur Hemmung der Erregervermehrung, Antibiotika, Thiomersal gegen bakterielle Verunreinigung des Impfstoffes und vieles mehr. Besonders problematisch ist das Thiomersal. Es handelt sich hier um eine quecksilberhaltige Verbindung, die äußerst toxisch ist, wenn sie in den Blutkreislauf gelangt. Mit einer einzigen Impfung erreicht man 30 Prozent des Quecksilbergrenzwertes eines Erwachsenen. Bei Kindern oder Säuglingen, die ein viel geringeres Körpergewicht aufweisen, ist dieser Grenzwert damit schnell überschritten.

Kochsalz

Auch das raffinierte Kochsalz gehört zu den Zellgiften, die unsere Entgiftungsorgane ständig abbauen müssen. Durch den permanenten Kochsalzkonsum (man sollte auch an verstecktes Salz in vielen Nahrungsmitteln denken) werden die Ausscheidungsorgane überfordert.

Das Kochsalz enthält oft nicht deklarierungspflichtige Konservierungsstoffe wie Calciumcarbonat, Magnesiumcarbonat, E 535, E 536, E 540, E 550, E 551, E 552, E 553b, E 570, E 572 sowie Aluminiumhydroxid, um die Streu- und Rieselfähigkeit zu verbessern.

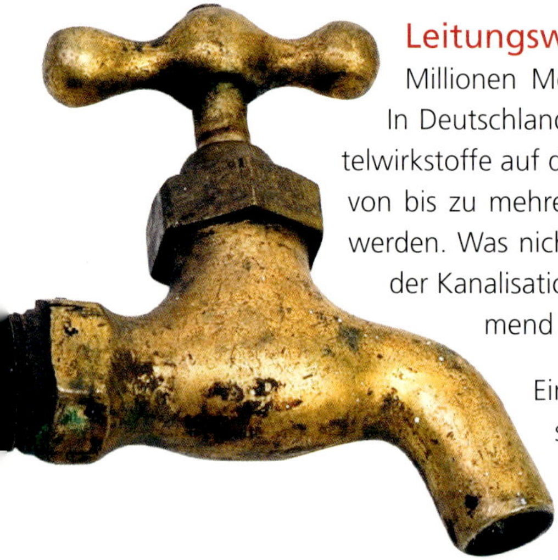

Leitungswasser

Millionen Menschen schlucken täglich Medikamente. In Deutschland sind rund 3000 verschiedene Arzneimittelwirkstoffe auf dem Markt, von denen einzelne in Mengen von bis zu mehreren hundert Tonnen pro Jahr verabreicht werden. Was nicht verbraucht wird, landet tonnenweise in der Kanalisation. Die Folge: Das Trinkwasser wird zunehmend mit hoch toxischen Substanzen belastet.

Einige Untersuchungen zeigten, dass das synthetische Hormon der Pille, Estradiol, ungehindert durch natürliche Ausscheidung an allen Klärwerken vorbei in die Gewässer gelangen kann.

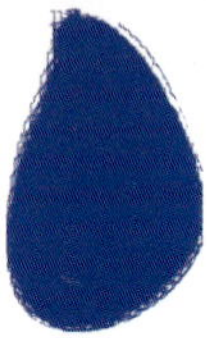

Das Grund- und Trinkwasser ist besonders angereichert mit Lipidsenkern (Clofibrinsäure), Röntgenkontrastmittel, Antibiotika, Antirheumatika und diversen Analgetika (allein 100 Tonnen Schmerzmittel gelangen über den menschlichen Körper jährlich durch die Toilette in die Kanalisation!).

Das Leitungswasser weist in vielen Regionen erhöhte Blei- bzw. Kupferkonzentrationen auf. Je nach Wasserleitung reichern sich Blei aus den alten Rohren oder Kupfer aus den neuen Leitungen im Wasser ein. Beide Schwermetalle sind toxisch und krankheitsfördernd.

Ein weiteres Problem stellt die teilweise starke Keimvermehrung im Leitungswasser dar. Da viele Wasserwerke seit mehreren Jahren auf Desinfektionsmittel (Chlor) verzichten, gelangen immer mehr Bakterien und Viren (z.B. Legionellen, Rota-Viren) in den Haushalt.

Wer ständig nicht abgekochtes Leitungswasser trinkt, setzt sich einer Infektionsgefahr bzw. einer schleichenden Schwächung des eigenen Immunsystems aus.

5. Schlackendepots und ihre Folgen

Im Normalfall sorgen Leber und Nieren für den Abbau von Toxinen, die über den Darm mit dem Stuhl bzw. über die Harnwege mit dem Urin ausgeschieden werden.

Bei Intoxikationen, starker Übersäuerung und Verschlackung geraten die Entgiftungsorgane häufig an die Grenzen ihrer Belastbarkeit. Zu den Anzeichen einer Übersäuerung gehören Mundgeruch, Sodbrennen, Blähungen, weiche, schmierige, sauer riechende Stühle, saurer, trüber und dunkler Urin, unreine Haut, Ekzeme, Juckreiz, Gelenkschmerzen.

Die nicht ausgeschiedenen Schlacken werden notgedrungen auf der „Müllhalde" - im sog. *Pischinger-Raum* - deponiert. Dieser befindet sich im Bindegewebe zwischen Kapillaren und den zu versorgenden Zellen.

Die steigende Anreicherung von Schlacken und Giften in diesem Bereich stört die gesunden Stoffwechselfunktionen und kann eine Reihe gefährlicher Kettenreaktionen auslösen:

1. Die Nährstoff- und Sauerstoffversorgung der Zellen wird blockiert.
2. Die Zellatmung lässt nach.
3. Die Regeneration der Organe verzögert sich.
4. Das Gewebe wird zunehmend sauer.
5. Die überschüssigen Schlacken verlassen den Körper durch die Haut und verursachen Ekzeme mit Juckreiz.
6. Die Schmerzrezeptoren werden gereizt (chronische Schmerzen sind möglich).
7. Alle Krankheitsvorgänge werden chronisch.
8. Das Immunsystem wird geschwächt.
9. Die Zellen werden missgebildet.
10. Der Zelltod tritt ein.

5.1 Säureauswirkungen auf die Haut

Unsere Haut soll uns vor ungünstigen Umwelteinflüssen schützen. Eine schwierige Aufgabe, wenn man bedenkt, dass sie täglich mit unzähligen Säuren konfrontiert wird, die aus der Umwelt und vom Körperstoffwechsel kommen. Es sind z.B. die körpernatürlichen Säuren: Hyaluronsäure, Citronensäure und Milchsäure und die körperfremden: Malein-, Fumar- oder Salicylsäure. Säuren können nicht nur geschädigte, sondern auch intakte Hornhautschichten durchdringen und zu den lebenden Epidermiszellen gelangen, wo sie in aller Regel eine Reizung hervorbringen. Fast jeder von uns hat einmal die Erfahrung mit Säureneinwirkung auf die Haut gemacht, Juckreiz- sowie Blasenbildung erlebt – z.B. durch den unmittelbaren Kontakt mit Ameisen oder Brennnesseln.

Säuren wirken zerstörend auf alle Hautschichten. Bei starker Reizung kann der Körper sogar die betroffenen Hautpartien abstoßen (dieses Prinzip machen sich die kosmetischen Schälkuren zu Nutze).

6. Diagnostik

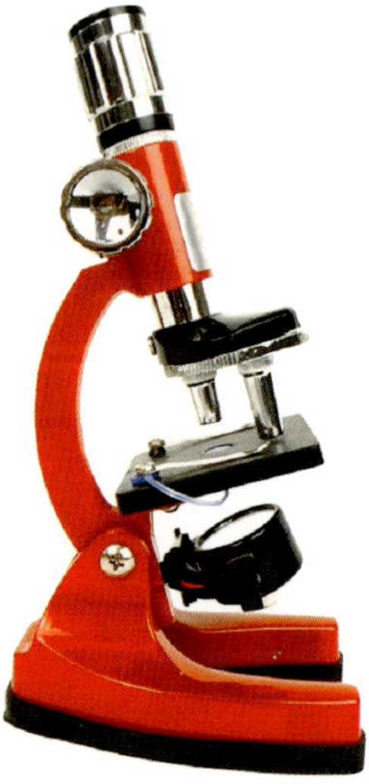

Ob der Körper übersäuert und verschlackt ist, das kann mit verschiedenen Untersuchungsmethoden ermittelt werden. Allerdings beeinflussen latente Azidosen nicht den pH-Wert des Blutes. Daher sind Aussagen über das Ausmaß einer Azidose im Körper, die nur auf einer quantitativen Blutmessung beruhen, irrelevant.

6.1 Speicheltest

Das Blut, die Rückenmarkflüssigkeit, die extrazelluläre Flüssigkeit und der Speichel eines gesunden Menschen weisen einen pH-Wert von 7,4 auf. Die Bestimmung des pH-Wertes des Speichels gehört zu den wenigen Tests, die der Patient mit wenigen Mitteln selbst durchführen kann. Bei Speichel-pH-Werten zwischen 7,0 und 7,5 befindet sich der Körper in einer gesunden Säuren-Basen-Balance.

Aber Achtung: Essensrückstände, speziell Salz und Getränke wie z.B. Alkohol können die Ergebnisse eines Speichel-Tests verwischen. Man sollte deshalb mindestens 2 Stunden nach einer Nahrungs- oder Getränkeaufnahme warten, bevor der Test durchgeführt wird. Entsprechende pH-Teststreifen sind in der Apotheke erhältlich.

6.2 Anamnese

Ob der Patient übersäuert ist, kann mit einem kleinen Fragenkatalog geklärt werden:

- Rauchen Sie? Wie viel Zigaretten pro Tag?
- Trinken Sie regelmäßig Alkohol?
- Nehmen Sie regelmäßig Arzneimittel ein? Welche?
- Wie ernähren Sie sich?
- Wie viel Flüssigkeit trinken Sie pro Tag? Welche Art?
- Trinken Sie regelmäßig Kaffee? Wie viele Tassen pro Tag?
- Reagieren Sie oft gereizt oder „sauer"?
- Leiden Sie unter saurem Aufstoßen?
- Haben Sie häufig Migräne oder Kopfschmerzen?
- Reißen Ihre Fingernägel ein oder brechen ab?
- Leiden Sie unter Haarausfall?
- Sind Sie oft erschöpft ohne Grund?
- Neigen Sie zu Hexenschuss, Wadenkrämpfen oder Myogelosen?
- Haben Sie öfter Hautausschläge mit Juckreiz?
- Treiben Sie Sport? Welche Art?
- Wie oft in der Woche duschen oder baden Sie?
- Nehmen Sie Nahrungsergänzungen ein? Welche?

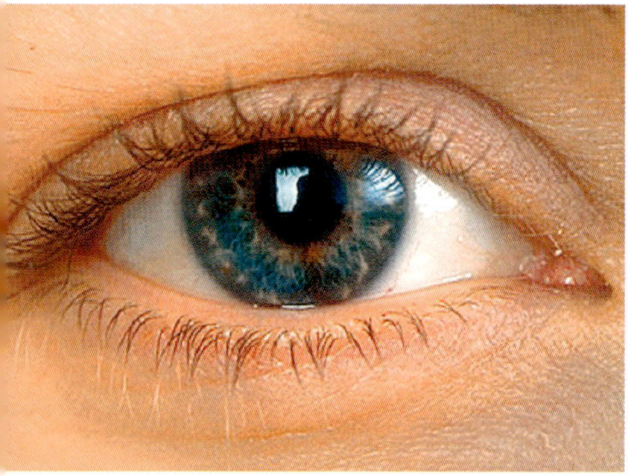
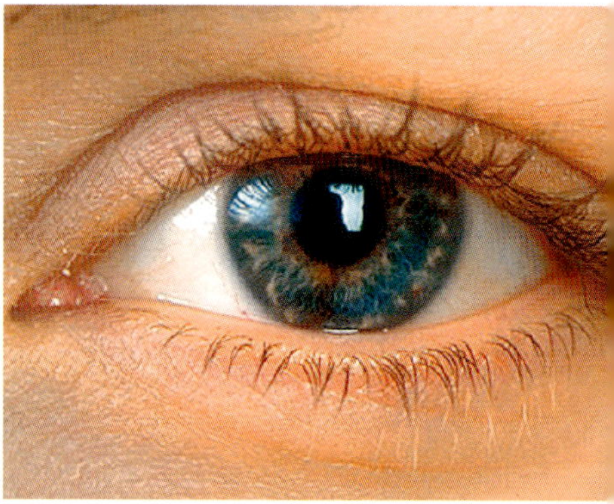

6.3 Irisdiagnose

Die Augendiagnose ist ein wichtiges diagnostisches Instrument. Sie liefert Informationen in Bezug auf:

1. Konstitutionen

A. **Lymphatische Konstitution** („blaue" Augen)

B. **Hämatogene Konstitution** („braune" Augen)

C. **Mischkonstitution** („grüne" Augen)

2. Dispositionen

Der **mesenchymal schwache Typ** z.B. ist besonders prädisponiert für Speicherung und Ablagerung von Schlacken und Wasseransammlungen im Bindegewebe sowie zu frühzeitiger Organ-Alterung.

3. Diathesen

A. Die **„harnsaure"** oder **Übersäuerungs-Diathese** zeigt sich als gelb-weißliche Plaques, die einen sicheren Hinweis für gestörte Lymphentgiftung, hohe Mesenchymbelastung und Säureüberladung liefern.

B. Bei der **dyskratischen Diathese** zeigen sich multiple Pigmente verschiedener Art und Farbe (siehe Abbildung auf der nächsten Seite), die auf chronische Darmdysbiosen, Leberentgiftungsstörungen und die Gefahr einer Malignität hinweisen.

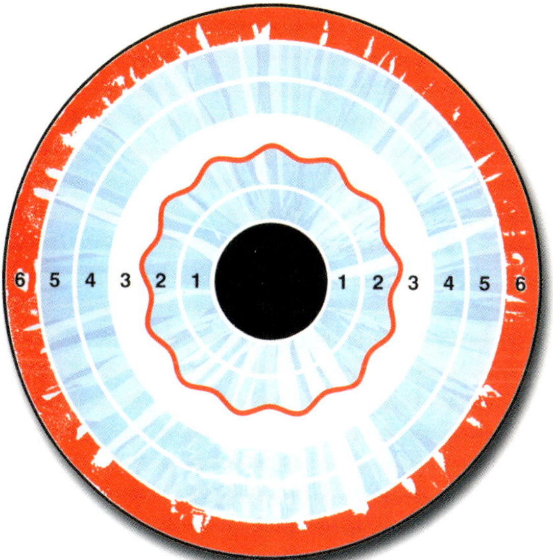

Schematische Übersicht der Iriszonen:

1. + 2.
Magen-Darmzone

3.
Blut-Lymph-Drüsenzone

4. + 5.
Mesenchym-Organzone

6. (rot)
Hautzone

Iris-Pigmente spiegeln die mesenchymale Belastung wider. Je dunkler die Flecken, desto chronischer und kanzerogener der Verlauf. Die toxische Belastung ist nicht in jedem Fall so deutlich zu sehen, wie auf dieser Abbildung:

Iris eines älteren Patienten nach mehr als 30 Jahren Arbeit in einem chemischen Betrieb.

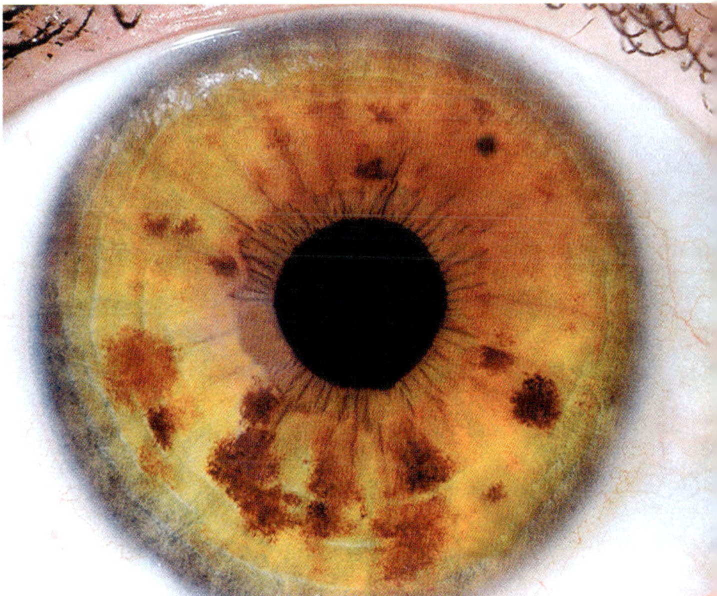

6.4 Blutsedimentationstest

Diese moderne qualitative Blutuntersuchung ist eine ausgezeichnete Methode zur Früherkennung und Kontrolle von Stoffwechselstörungen, Entgiftungsproblemen u.a.

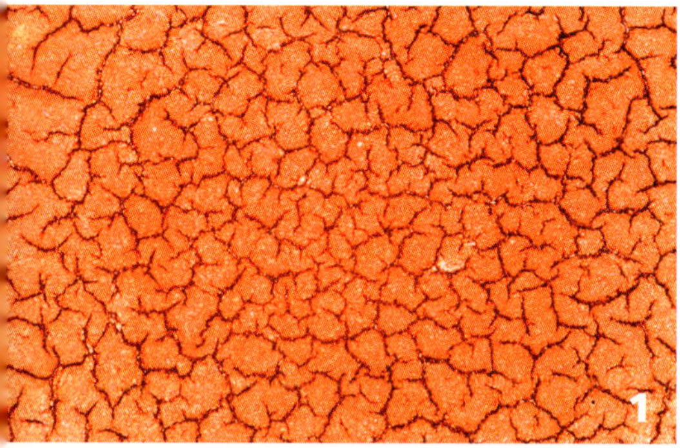

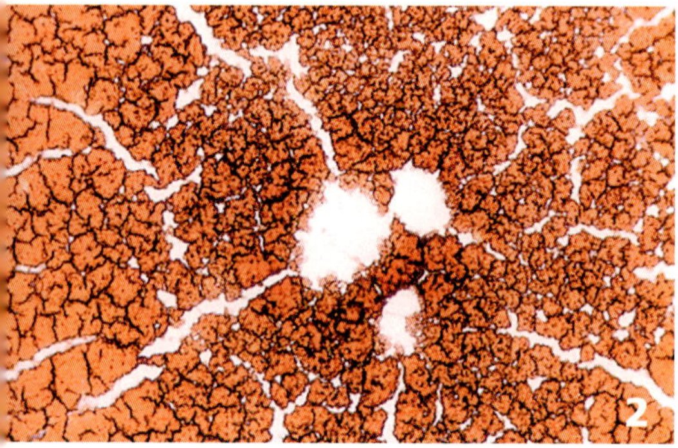

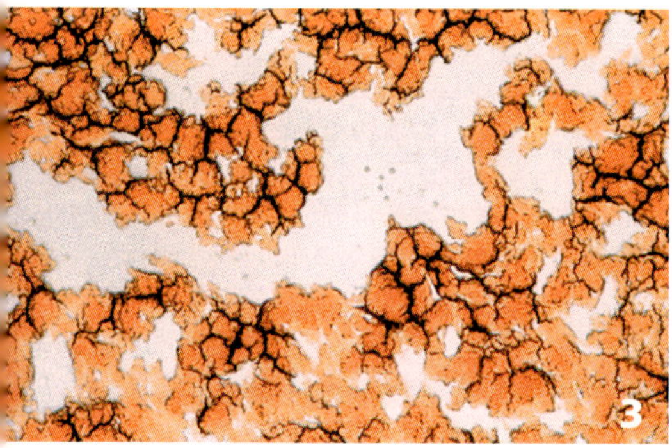

Im Vergleich zur herkömmlichen, klinischen Diagnostik benötigt man für den ***BS-Test*** nur einige Tropfen Kapillarblut. Das Labor fertigt daraus eine Darstellung mit Bewertung verschiedener Körpersysteme und -Organe aus.

Im ***ROTS-Test*** zeigen sich anhand des getrockneten Blutes spezifische Strukturen (siehe Abbildungen), die immer dann auftreten, wenn gleiche Belastungen, Störungen bzw. Erkrankungen im Körper vorliegen.

Abb. 1. Unauffällige Stoffwechselsituation. So ein Bild bekommt man in der Praxis nur ganz selten zu sehen, meist erst nach durchgeführten Entsäuerungs- und Entgiftungsmaßnahmen.

Abb. 2. Die hellen Zwischenräume deuten auf eine Hyperkalzämie hin. Diese tritt besonders bei starker Übersäuerung auf. Der Körper baut basische Bestandteile (z.B. das Calcium aus den Knochen) ab, um die überschüssigen Säuren zu neutralisieren.

Abb. 3. Starke Stoffwechselstörung, Präkanzerosen. Es handelt sich um chronische Belastungen, von denen verschiedene Organe betroffen sind. Eine maligne Zellentartung ist möglich.

7. Selbstregulationsmechanismen

Im Normalfall werden überschüssige Säuren im Körper durch spezielle Puffersysteme neutralisiert. Diese sorgen unter anderem für die Konstanterhaltung des pH-Wertes im Blut, der stets bei 7,37 – 7,45 liegen soll. Selbst geringe Abweichungen von dieser Norm können zu gefährlichen, lebensbedrohlichen Azidosen oder Alkalosen führen. Die abgebauten Säuren wie z.B. Harnsäure werden über den Harnapparat, der unermüdlich mit Blutreinigung beschäftigt ist, ausgeschieden.

Zwei weitere Selbstregulationsmechanismen im Körper sorgen dafür, dass die anfallenden Säuren und Toxine so schnell wie möglich eliminiert werden:

1. Das Immunsystem versucht mittels Phagozytose Ablagerungen zu beseitigen.

Die Nachteile:

- die freigesetzten Entzündungsmediatoren fördern die körperliche Entzündungsbereitschaft
- die Betroffenen fühlen sich wie in einem Erkältungs-Dauerzustand
- die Immunbereitschaft gegenüber Infektionen wird geschwächt

2. Um die anfallenden Säuren zu neutralisieren, mobilisiert der Körper Mineralien aus den basischen Körperdepots (Haarboden, Nägel, Knochen, Knorpel, Blutgefäße).

Die Nachteile:

- struppiges Haar, Haarausfall
- brüchige, rissige Nägel
- verminderte Knochendichte, Osteoporose
- Knorpelabbau, Arthrosen
- durchlässige Blutgefäße, brüchige Kapillaren

7.1 Säuren-Basen-Balance

Die Wiederherstellung einer gesunden Säuren-Basen-Balance im Körper sollte sowohl die therapeutischen wie auch die kosmetischen Maßnahmen begleiten. Dazu gehören z.B.:

1. Regelmässige Bewegung

Durch Muskeltraining werden überschüssige Säuren schneller verbrannt. Gut geeignet sind Gymnastik, Schwimmen, Radfahren, Joggen und Wandern. Leistungssport und extremes Krafttraining sollten jedoch gemieden werden (Azidosegefahr).

2. Umstellung der Ernährung auf basische Kost

Höchstens 1 Tasse Kaffee am Tag. Noch besser: auf grünen Tee umsteigen. Mehr natürliche Kohlenhydrate (Rosinen, Nüsse, Obst oder Agaven-Dicksaft) statt Industriezucker verzehren. Gemüse sollte öfter als Hauptgericht serviert werden und nicht nur als Beilage. Fisch und Geflügel sollten Schweine- und Rindfleisch ersetzen. Ein- bis zweimal in der Woche einen Reis- oder Kartoffeltag schalten. Diese helfen beim Entschlacken und reinigen zusätzlich den Darm.

3. Harndiurese fördern

Um die überschüssigen Säuren auszuschwemmen, sollten mind. 2,5 Liter Wasser, Gemüsesäfte und Kräutertees am Tag getrunken werden (der Zinnkrauttee ist dafür besonders gut geeignet). Zusätzlich können homöopathische oder phytotherapeutische Diuretika die Nieren entlasten und für den Abbau überschüssiger Harnsäure sorgen.

4. Basen zuführen

Mit ausgewogenen Mineralstoffsupplementen werden überschüssige Säuren im Körper neutralisiert. Mineralstoffkombinationen sind einzelnen Mineralstoffen vorzuziehen.

5. Basische Wasseranwendungen

Basisches Badesalz ist hervorragend dazu geeignet, die im Unterhautgewebe eingelagerten Säuren abzubauen (besonders bei Cellulite wirksam).

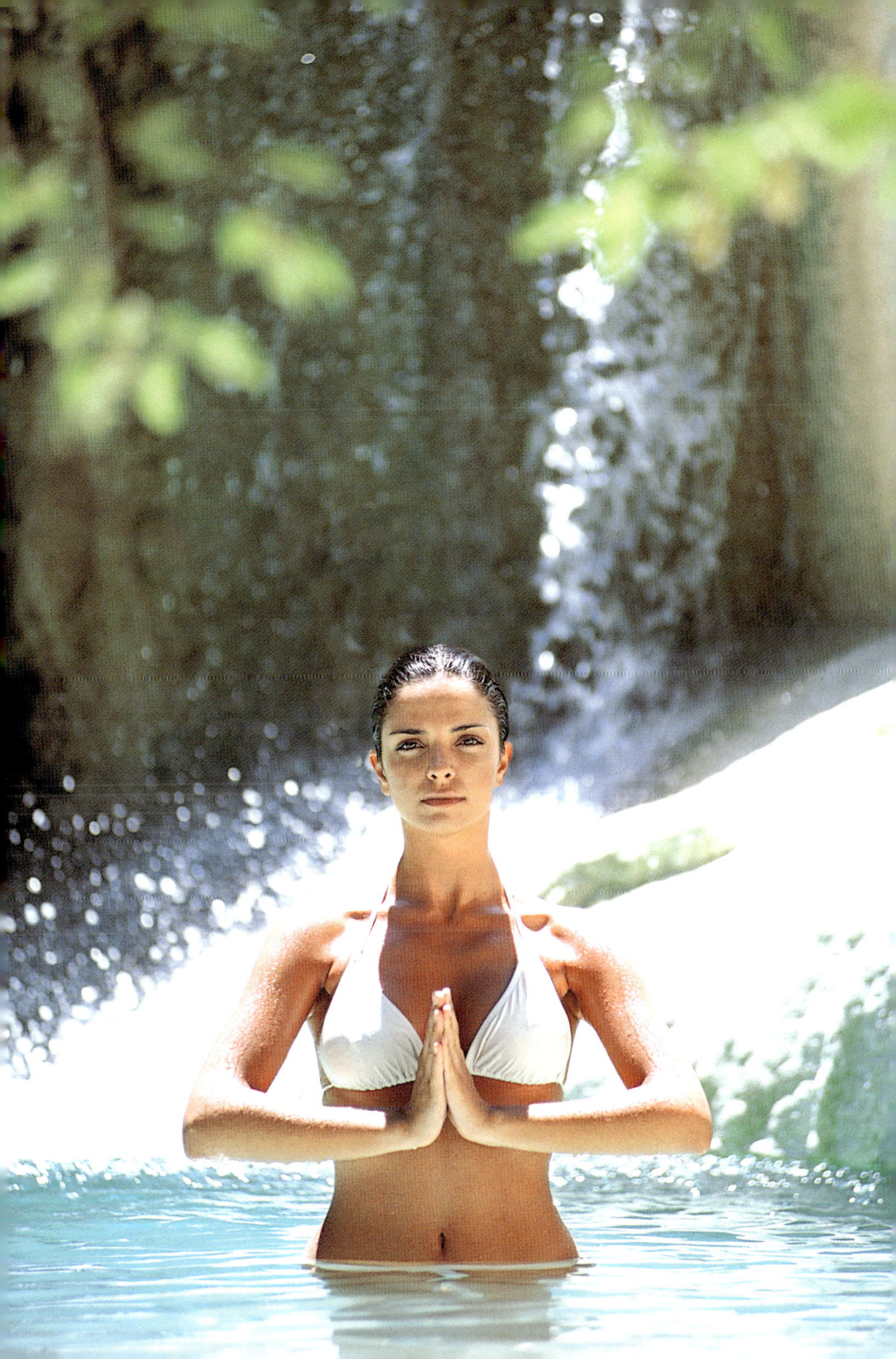

Grundlagen basischer Körperpflege

Das Prinzip der basischen Körperpflege unterliegt dem grundlegenden Gedanken der Ausleitung von Säuren, in diesem Fall von Fettsäuren aus Talgfetten und aus den Hornschichtlipiden der Barriereschicht.

Basische Körperpflege fördert die Öffnung und die Regenerationsfähigkeit der Haut und beschleunigt so den natürlichen Prozess der Homöostase, d.h. der Zersetzung von Zellen und Ausscheidung von Stoffwechselabbauprodukten. Die so eingeleitete Selbstregulation führt zur Ausscheidung von Säuren und Schlacken unter Neubildung des Schutzfilmes. Unter dem Einfluss der basischen Körperpflegeprodukte werden die „Poren" auf der Hautoberfläche durchlässiger, die austretenden Säuren abgepuffert und der natürliche Ausleitungs- und Aufbauprozess der Hautschichten verstärkt.

Die Erneuerung des kompliziert aufgebauten Hornhautschutzes und die Anhebung des pH-Wertes der Hautoberfläche bewirkt weitaus geringere Störanfälligkeit der Hautzellen gegenüber Bakterien, Viren und Pilzen.

Unter basischer Körperpflege wird die Haut auf eine sehr schonende Art dazu angeregt, ihren natürlichen, optimalen Feuchtigkeits- und Fettgehalt zu erhalten bzw. wieder aufzubauen. Dazu ist keine Zufuhr von externen Fettträgern wie Öl oder künstlichen Feuchtigkeitsspendern notwendig.

Die Hautpflege sollte nach diesem Verständnis folgende Punkte berücksichtigen:

- Abkehr von der sog. „waschaktiven" Reinigung (Seifen, Syndets)

- Vermeidung von Austrocknung bzw. Auswaschung der Barriereschicht in der Hornhautzone durch alkoholische Behandlung (oftmals der Ausgangspunkt von Dermatosen)
- Verzicht auf Emulgatoren wie Stearylalkohole, Stearate, Cetearylalkohol etc.
- Vermeidung von okklusiven Effekten (z.B. Mineralölschichten auf der Hautoberfläche)
- Hautreparatur nur mit hautidentischen oder hautnahen Inhaltsstoffen
- Feuchtigkeitsspender nur mit naturidentischen Inhaltsstoffen wie z.B. Harnstoff, Allantoin, Mineralsalze

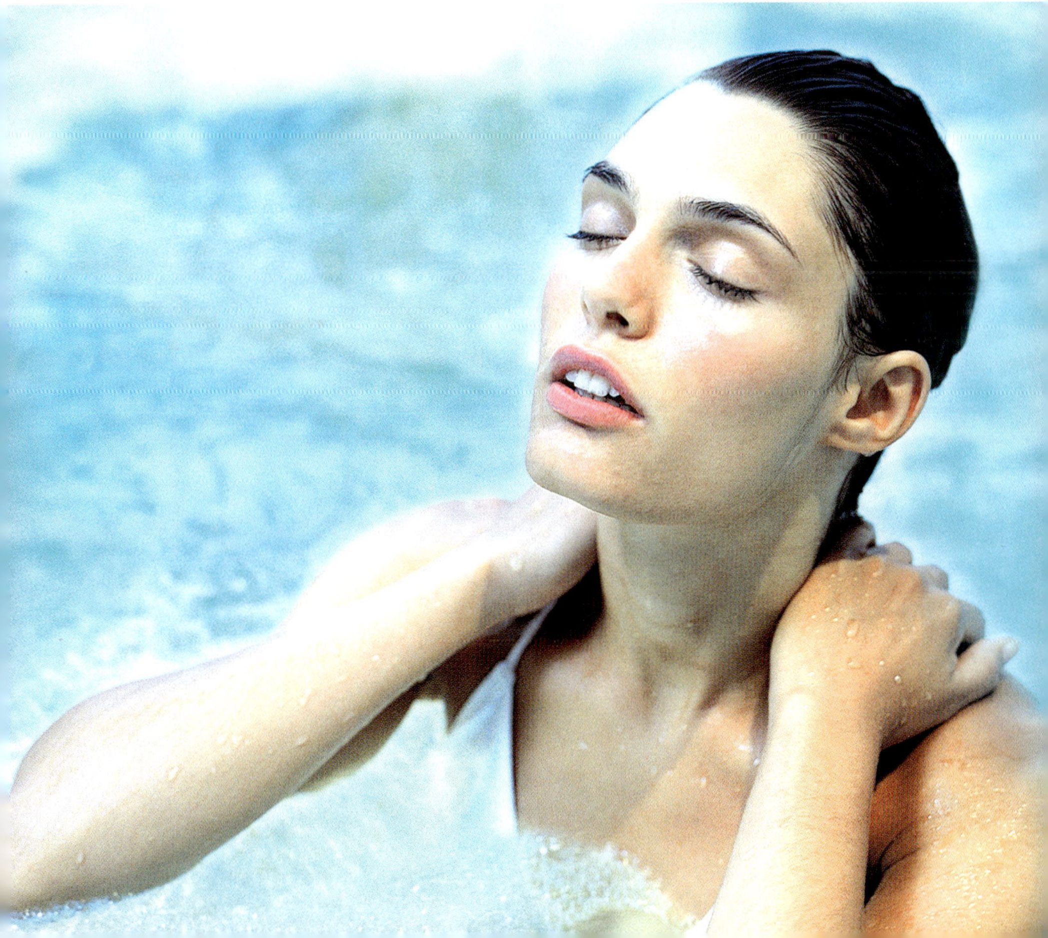

- Vermeidung der sog. „hautneutralen", in Wirklichkeit aber sehr sauren Produkte in der gesamten Körperpflege
- Nutzung der natürlichen biochemischen und physikalischen Prinzipien wie z.B. des **Osmose-Gesetzes**, um die Haut zusätzlich von abgelagerten aggressiven Schlacken zu entlasten

Ausleitung über die Haut nach dem OSMOSE-PRINZIP

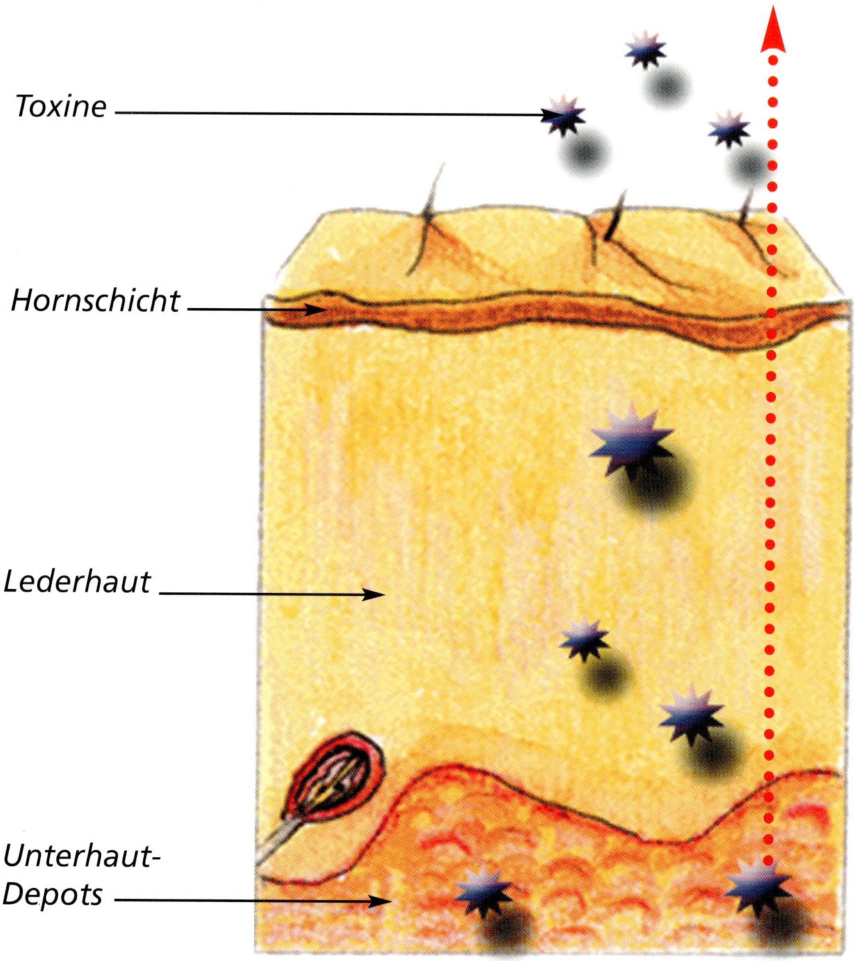

Das Zytoplasma jeder Zelle besteht zu einem bestimmten Anteil aus Flüssigkeit, die sich insbesondere aus Wasser und darin gelösten Nährstoffen zusammensetzt. Diese Substanz wird als intrazelluläre Flüssigkeit bezeichnet. Die Zellmembran, die das Zytoplasma umgibt, trennt die intrazelluläre Flüssigkeit von der Körperflüssigkeit, der extrazellulären Flüssigkeit, die die Zelle umgibt. In beiden Flüssigkeiten ist jeweils eine bestimmte Anzahl von Nährstoffen in Form von Molekülen enthalten. Steigt oder fällt die Anzahl der Moleküle in jeweils einer Flüssigkeit über oder unter den Normalwert, findet ein Stoffaustausch statt, der als *Diffusion* bezeichnet wird.

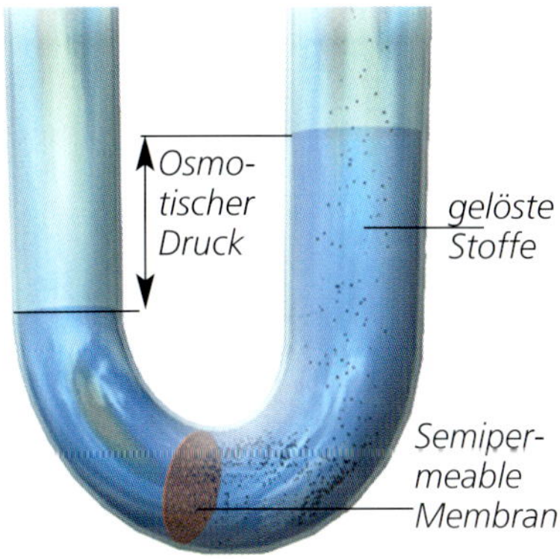

Die Moleküle der beiden Flüssigkeiten diffundieren so lange, bis der Normalwert wieder erreicht ist. Diffusion ist also, kurz gesagt, die Wanderung von Teilchen vom Ort der höheren Konzentration zum Ort der niederen Konzentration.

Erfolgt der Stoffaustausch durch eine Membran, die zwar die Flüssigkeit (also das Lösungsmittel), aber nicht die Nährstoffe durchlässt (semipermeable Membran), so spricht man von ***Osmose***. Die Flüssigkeit diffundiert so lange vom Ort der niedrigeren Molekülkonzentration durch die Membran zu dem Ort, an dem eine hohe Konzentration von Molekülen herrscht, bis der Molekülgehalt wieder seinen normalen Wert erreicht hat. Der Druck in der nun wieder normal konzentrierten Flüssigkeit steigt infolge der erhöhten Flüssigkeitsansammlung an. Er wird als ***osmotischer Druck*** bezeichnet.

Durch die basische Einwirkung eines Körperpflegemittels mit pH-Werten über 7,5 auf die saure Oberfläche der Haut (pH 5,5) wird die Ausleitung der abgelagerten, sauren Schlacken aus dem Unterhautgewebe durch die Hautporen nach außen gefördert. Der besondere Clou: Die Haut wird nicht nur gepflegt, sondern auch entgiftet und die Ausbreitung pathogener Keime im basischen Milieu erschwert.

1. Basische Körperpflegeprodukte

Basische Körperpflegeprodukte sind

- → frei von Verunreinigungen (häufige Ursache für allergische Hautreaktionen)
- → frei von tierischen Produkten und tierischen Rohstoffen
- → frei von synthetischen Duftstoffen und aliphatischen Alkoholen
- → frei von alkoholischen Lösungsmitteln
- → frei von Paraffinen, Vaselinen, Lanolinen u.a. Erdölprodukten
- → frei von Parabenen

1. Frei von Verunreinigungen bedeutet z.B. für die Duftstoffe:

- sie sind aus reiner Wasserdampfdestillation der Naturpflanzen gewonnen
- sie sind ohne chemische Hilfsstoffe und Lösungsmittel hergestellt
- sie sind frei von synthetischen Zusätzen (keine Aniline, keine Verunreinigung durch Nebenprodukte, keine halogenen Verbindungen u.ä.)

2. Frei von tierischen Produkten bedeutet:

- alle Roh- und Ausgangsstoffe stammen aus nachwachsenden, pflanzlichen Materialien

3. Frei von alkoholischen Lösungsmitteln bedeutet:

- alle Essenzen, auch alkoholisch gewonnene, werden bis zur Alkoholfreiheit destilliert
- alle Rezepturen sind frei von alkoholischen Konservierungsmitteln

- keine wasserentziehenden und fettlösenden Mittel in den Rezepturen

4. Frei von Erdölprodukten bedeutet:

- kurz- bis mittelkettige, natürliche oder naturähnliche Fette (Capric- /Caprylictriglyceride) mit idealem Fließ- und Gleitverhalten zur Stabilisierung der Doppelschicht und Barrierefunktion
- hohe Reinheit der Ausgangsstoffe, Ausschluss von Verunreinigungen durch polycyclische Kohlenwasserstoffe, Aniline, Phenole etc.
- keine okklusiven Wirkungen, kein Verschließen der Hautoberfläche („Pflastereffekte") durch körperfremde, extrem lange bis ultralange, vaselinartige Kohlenwasserstoffketten im Verbund mit gefährlichen Allergieauslösern

5. Frei von Parabenen bedeutet:

- Ersatz der als Konservierer eingesetzten Substanzklasse durch die weitaus in geringeren Konzentrationen (ppm) verwendete Thiazolklasse
- Reduzierung der möglichen Nebenreaktionen auf ein weit niedrigeres Niveau (nur 2-3 % Irritation)

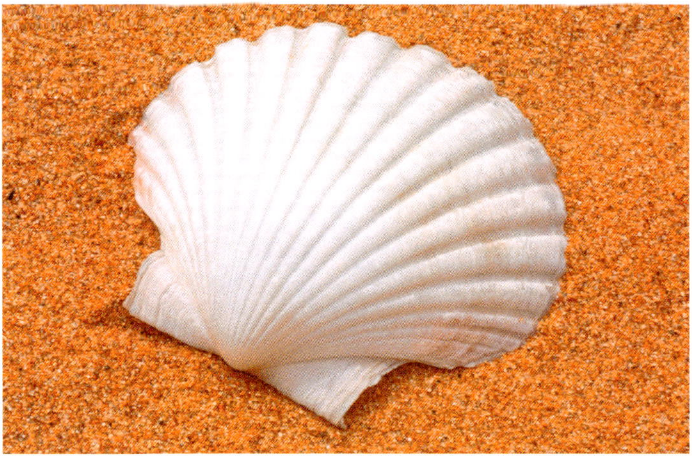

Basische Wasseranwendungen

1. Basische Vollbäder

Jedem von uns ist mittlerweile die heilwirksame Eigenschaft des Salzes vom Toten Meer bekannt. Allerdings müssen Bäder mit Zusatz dieses Salzes sehr vorsichtig genossen werden. Bei Anwendungen, die länger als 20 Minuten dauern, bei Kindern und empfindlichen Personen sind allergische Reaktionen nicht ausgeschlossen (übrigens das Tote-Meer-Salz ist nicht basisch).

Eine Alternative, die für alle Anwender nicht nur wesentlich verträglicher, sondern auch viel wirksamer ist, stellt das ***Basische Badesalz*** dar. Dieses mineralische, aus Dolomitengestein gewonnene und im speziellen Verfahren sehr schonend gemahlene Salz ist ein hervorragender und natürlicher Zusatz für Fuß-, Hand-, Vollbäder und Wickelanwendungen, die jeder daheim problemlos durchführen kann.

Das Badewasser, dem ***Basisches Badesalz*** beigemischt wurde, erreicht einen pH-wert von 8,5. Das basische Wasser reagiert während der Anwendung mit der sauren Haut (pH 5,0 - 5,5) nach dem bekannten Osmose-Prinzip. Saure Schlacken, deponierte Ablagerungen und Toxine werden aus dem Unterhautgewebe an die Hautoberfläche befördert, wo sie neutralisert werden. Danach sinkt der Wasser-pH-Wert auf 6 - 7.

Basische Bäder sind sehr gut verträglich und auch für Kleinkinder geeignet. Nach der Anwendung fühlt sich die Haut sehr geschmeidig an und schrumpelt nicht. Die natürliche Talgproduktion wird angeregt und der Feuchtigkeitsgehalt der Haut verbessert.

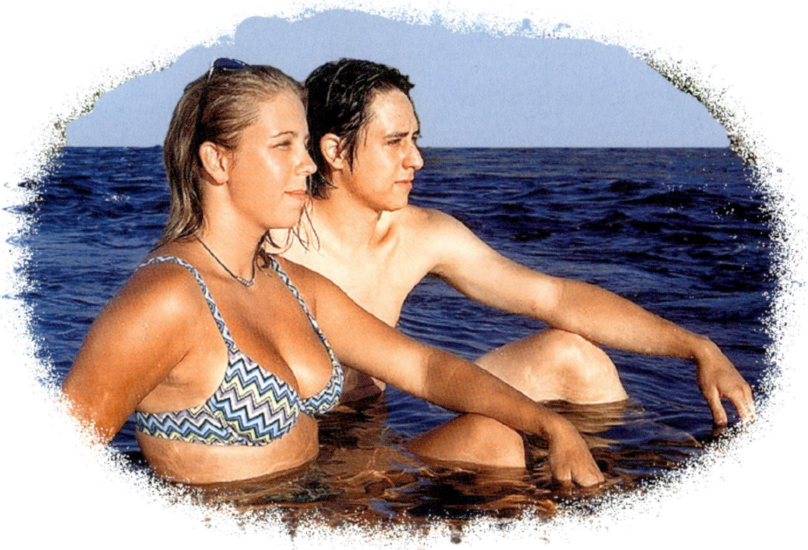

INDIKATIONEN:

- Cellulite
- unreine Haut, Akne
- trockene, schuppige Haut
- Neurodermitis, Psoriasis
- Hautmykosen
- Kontaktekzeme, Windeldermatitis
- eingeschränkte Entgiftungsfunktion von Nieren und Leber
- Gicht, rheumatische Beschwerden
- Haarausfall
- zur Entgiftung bei Intoxikationen
- zur Entschlackung während des Fastens und bei Diäten

Die Badedauer sollte bei Erwachsenen möglichst nicht unter einer Stunde liegen. Nach dem Bad wird nicht abgeduscht, sondern nur abgetrocknet. Anschließend ***Basische Körperlotion*** auf die gesamte Haut auftragen und ruhen.

1.1 Sitzbäder

Ca. 2 EL ***Basisches Badesalz*** in eine Sitzbadewanne geben und bei einer Wassertemperatur von 37° C 1 Std. darin baden.

INDIKATIONEN:

- Hämorrhoiden
- Analekzem
- Analprolaps
- Vaginalmykosen
- Menstruationsbeschwerden

1.2 Fuß- und Handbäder

1 EL ***Basisches Badesalz*** in eine Schüssel geben und 45 Minuten bis 2 Stunden beide Füße oder Hände darin baden. Regelmäßig warmes Wasser hinzugeben.

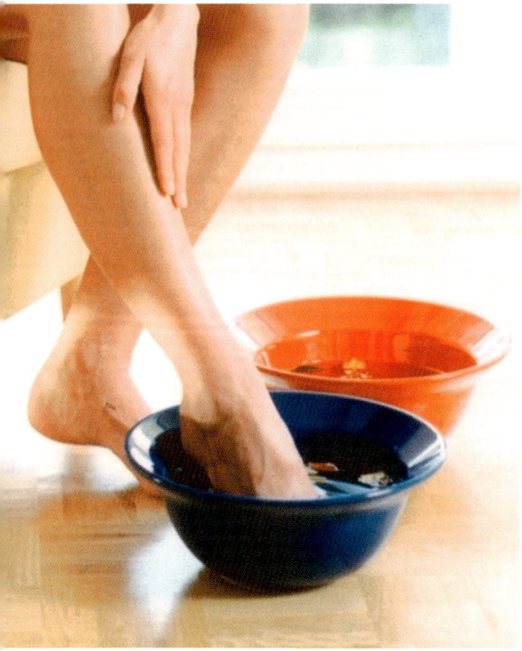

INDIKATIONEN:

- Ermüdung der Beine
- Hühneraugen
- Neigung zu kalten Händen und Füßen
- Durchblutungsstörungen
- Wadenkrämpfe
- Gicht
- Diabetischer Fuß
- Warzen
- Fußpilz
- Besenreiser
- Schlafstörungen
- trockene, angegriffene Hände

2. Salzsocken

Basische Socken kommen an Füßen oder auch an den Händen zur Anwendung.

Zubereitung: Ca. 3 TL vom ***Basischen Badesalz*** auf 1 Liter warmes Wasser geben, Baumwollsocken darin tränken, auswringen und anziehen (Socken ohne synthetische Fasern bevorzugen). Ein Paar warme Wollsocken drüberziehen und über Nacht tragen.

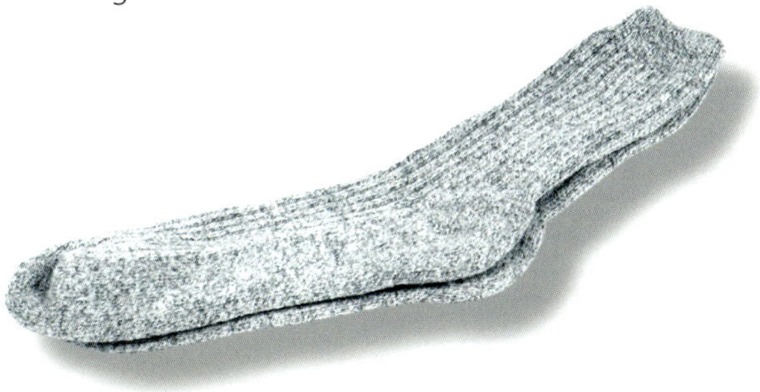

INDIKATIONEN:

- Ermüdung der Beine
- Hühneraugen
- Neigung zu kalten Händen und Füßen
- Durchblutungsstörungen
- Diabetischer Fuß
- Gicht
- Fußpilz
- Fußnagelmykosen
- Besenreiser
- Schlafstörungen
- als Alternative zum Wadenwickel für die natürliche Fieberableitung

3. Wickel

Der Wickel gehört zu den altbewährten Hausheilmitteln, die in der Vergangenheit oft und mit großem Erfolg eingesetzt wurden, jedoch heute – bedauerlicherweise – immer mehr in Vergessenheit geraten. Richtig angewandt, wirken verschiedene Wickel-arten fiebersenkend, schmerzlindernd, beruhigend und durchblutungsfördernd.

3.1 Wadenwickel

Der Wadenwickel wird am häufigsten zur Fiebersenkung eingesetzt. Tatsächlich sind die feuchten Umschläge in der Lage, bereits nach zehn Minuten die Temperatur bis zu 1,0°C zu senken und die Schlafbereitschaft bei Kranken zu fördern.

Die Wickeltechnik ist dabei sehr einfach: Zwei Leinen- bzw. Baumwolltücher mit Wasser (Zimmertemperatur!), in dem zuvor 1 EL ***Basisches Badesalz*** aufgelöst wurde, tränken, leicht auswringen und um die Waden wickeln. Über die nassen Umschläge werden trockene Handtücher gelegt und zum Schluss deckt man die Beine mit warmen Decken gut zu. Kontraindikationen: Venenentzündung, offene Beine und Nierenbeckenentzündung.

3.2 Spanischer Mantel

Ein großes Baumwolllaken wird im lauwarmen Wasser, in dem zuvor ***Basisches Badesalz*** aufgelöst wurde (2 EL auf 5 l), getränkt, ausgewrungen und um den Körper gewickelt. Wärmeflaschen an die Beine legen, mit warmen Decken gut zudecken und eine Stunde schwitzen lassen.

INDIKATIONEN:

- Entsäuerung und Entschlackung bei Gicht, rheumatischen Schmerzen, Fibromyalgie, Muskelverspannungen
- Cellulite
- Erkältungen

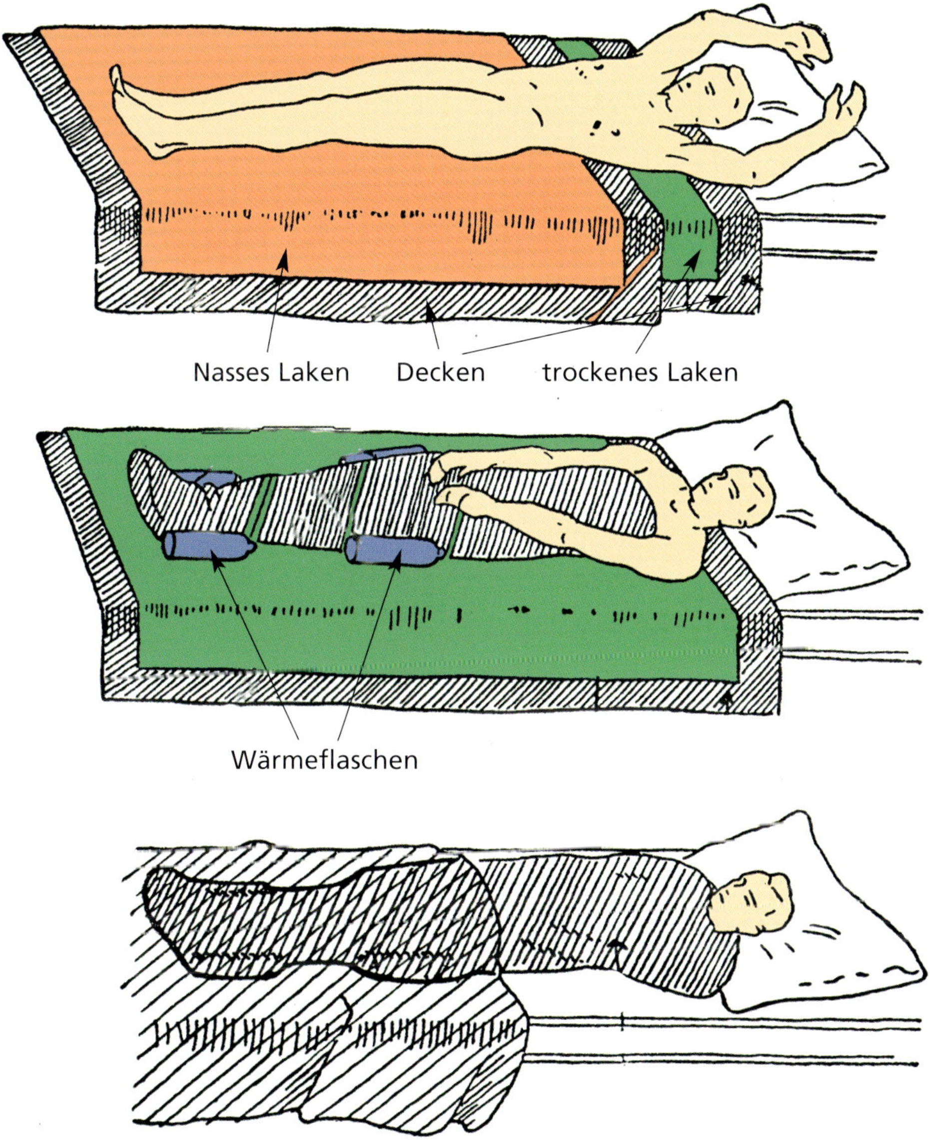

Spanischer Mantel: Die Wickeltechnik

3.3 Großer Körperwickel

Die Anwendungen entsprechen denen des „Spanischen Mantels" - es wird jedoch nur der Körperbereich von den Knien bis zu den Achselhöhlen umwickelt (siehe Abbildung).

3.4 Halswickel

Ein schalähnliches Baumwolltuch wird im lauwarmen Wasser getränkt, in dem zuvor ***Basisches Badesalz*** aufgelöst wurde, ausgewrungen und auf einer Unterlage ausgebreitet. Auf eine Tuchseite wird eine dünne Quarkschicht aufgetragen und das Tuch leicht um den Hals gewickelt.

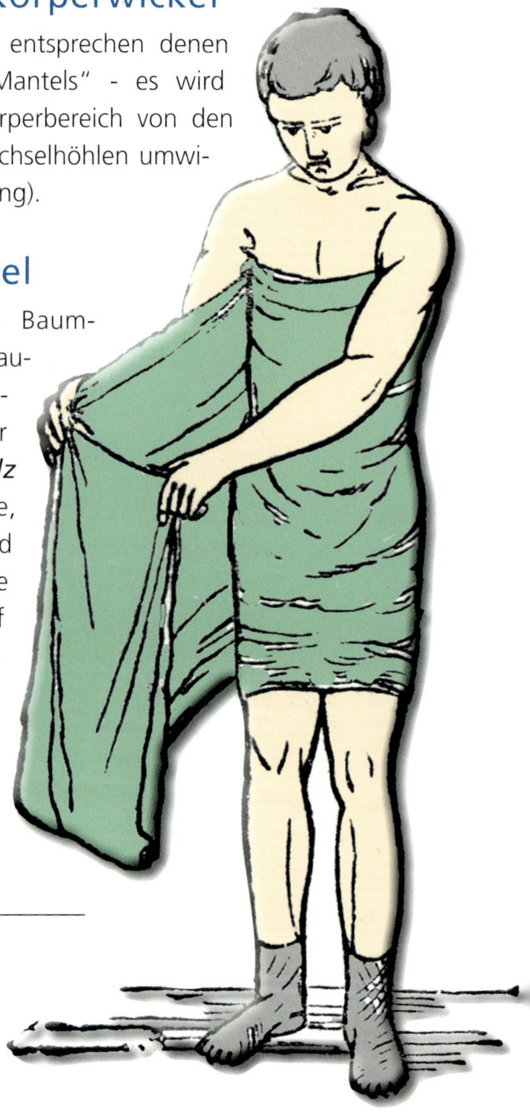

Großer Körperwickel

INDIKATIONEN:

- Halsschmerzen
- Tonsillitis
- Versagen der Stimme
- Heiserkeit
- nach zahnärztlicher Behandlung
- Migräne (besonders, wenn sie vom Nacken ausgeht)

3.5 Basischer Kompressionswickel

Basische Teil- oder Leibwickel verstärken durch ihren basischen pH-Wert und die Kompression die Wirkung des ***Cellulite-Gels*** und den Entschlackungsprozess. Ziel dieser Kombination ist eine gesteigerte Ausleitung von Säuren und Giften über die Haut.

Für einen solchen basichen Wickel benötigt man je nach Größe der zu behandelnden Körperstellen 5-8 Bandagen mit kurzem Zug. Zunächst wird aus etwa 1,5 Litern warmem Wasser un 1-2 EL ***Basischen Badesalzes*** eine basische Lauge angerührt. Die Bandagen müssen 5-10 Minuten durchziehen, ehe sie möglichst straff und faltenfrei angelegt werden. Nach dem Auswringen werden die Bandagen konisch vom Fuß aus über den Po bis zur Hüfte hochgewickelt (siehe Abb.) Die Beine müssen mit warmer, trockener Decke gut zugedeckt sein, damit man darunter eine Stunde lang leicht schwitzen kann. Auf die Lebergegend wird eine Wärmflasche gelegt, um die Leberleistung während der beschleunigten Entschlackung zu verbessern.

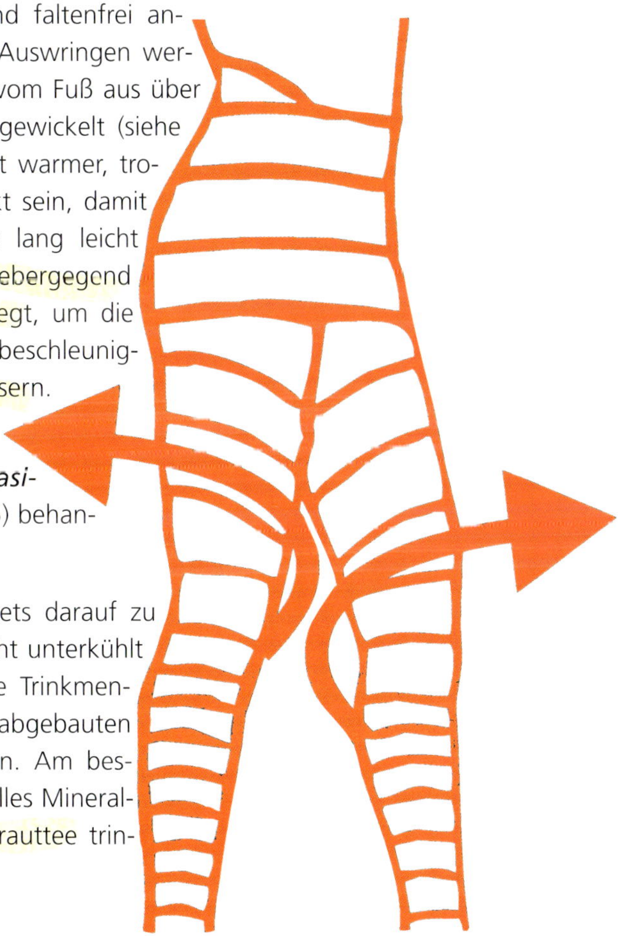

Nach der Anwendung werden beide Beine mit dem ***Basischen Cellulite Gel*** (pH 7,5) behandelt).

Bei allen Wickelarten ist stets darauf zu achten, dass der Körper nicht unterkühlt wird. Außerdem sind große Trinkmengen erforderlich, um die abgebauten Schlacken auszuschwemmen. Am besten täglich 2,5 bis 3 Liter stilles Mineralwasser und 2 Tassen Zinnkrauttee trinken.

Kosmetische Indikationen

1. Cellulite

Durch Degeneration der kollagenen und elastischen Fasern des subkutanen Bindegewebes in der Oberschenkel- und Glutäalregion kann sich die Hautoberfläche netzartig einziehen. Dieses Phänomen, von dem nicht nur adipöse Frauen betroffen sind, wird umgangsprachlich als „Orangenhaut" bezeichnet, weil die betroffenen Hautbezirke einer Orangenschale verblüffend ähnlich aussehen.

Von der Cellulite sind hauptsächlich Frauen mit angeborener Bindegewebsschwäche betroffen. Der subkutane Raum des Unterhautgewebes wird mit Schlacken, die nicht ausgeschieden wurden, gefüllt. Übersäuerung, mangelnde Bewegung, einseitige, kohlenhydrat- und eiweißreiche Ernährung, die Einnahme bestimmter Medikamente und Kontrazeptiva können das Problem noch zusätzlich verstärken.

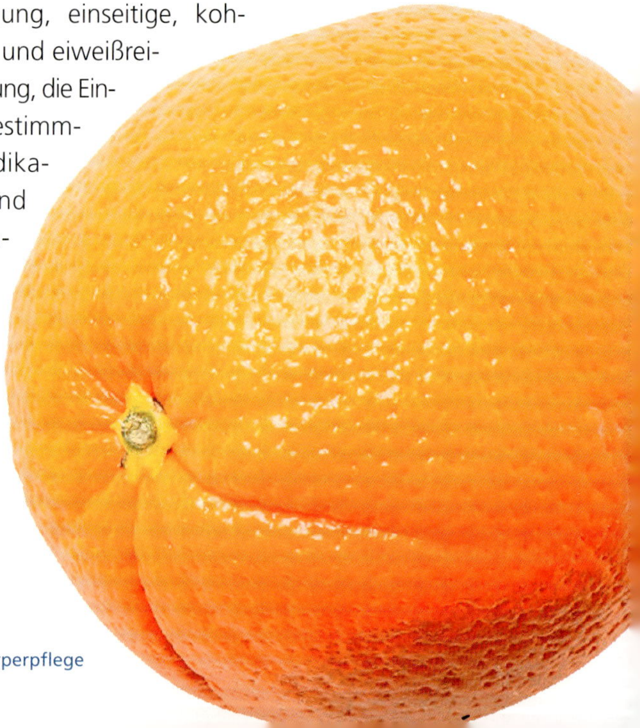

ANWENDUNGSMÖGLICHKEITEN

1. Basische Vollbäder. Ca. 4 EL ***Basisches Badesalz*** auf ein Vollbad geben. Badedauer mindestens 45 Minuten (optimal 1 Stunde) 3mal wöchentlich bis täglich. Der positive Nebeneffekt: Entschlackung durch die Hautporen. Eine wahre Wohltat, besonders bei Neigung zur unreinen oder trockenen Haut.

Bei jungen, schlanken Frauen kann man die ersten Erfolge bei der Cellulite-Rückbildung bereits nach 3 bzw. 4 Anwendungen mit basischen Bädern beobachten!

2. Basischer Kompressionswickel. 3 EL vom ***Basischen Badesalz*** in 2 l Wasser auflösen. Bandagen darin 15 Minuten tränken, auswringen und von den Füßen aus konisch über den Po bis zur Hüfte hochwickeln, zudecken und 1 Stunde darin schwitzen. Wärmeflasche auf die Lebergegend legen, um den Entgiftungsprozess zu beschleunigen.

3. Einreibungen mit dem ***Basischen Cellulite Gel.*** Dieses Gel ist eine Neuentwicklung auf dem Gebiet der Cellulite-Behandlung. Es verbindet 3 wichtige Eigenschaften, die eine erfolgreiche Cellulite-Beeinflussung ermöglichen:

➜ Das Gel hat einen basischen pH-Wert von 7,5. Dadurch wird die Haut sofort geöffnet und die obersten Hautschichten weich und durchlässig gemacht. Das basische Milieu erzeugt starken osmolytischen Druck auf die Zellen und veranlasst sie, Säuren abzugeben und Mineralstoffe aufzunehmen.

➜ Die darin enthaltenen „Vegotol-Algen" sind reich an Algenat, Mineralsalzen und Glucosiden. Diese Kombination verleiht dem Gel eine abschwellende Funktion auf das Bindegewebe und wirkt zugleich beruhigend und durchblutungsfördernd.

➜ Mäusedorn und Ingwer runden das Konzept vollständig ab, da man durch ihre Zugabe eine stoffwechselfördernde, hyperthermisierende wie auch adstringierende Eigenschaft des Gels erreicht.

2. Akne

Acne vulgaris tritt im Verlauf der Pubertät auf und kann gelegentlich bis zum 30. Lebensjahr anhalten. Die Hauteffloreszenzen dominieren an den talgdrüsenreichen Hautbezirken wie Gesicht, Nacken, Brust und Rücken. Durch Hyperplasie der Talgdrüsen und Verhornungsstörung der Follikel kommt es zu deren Verstopfung und Bildung von Komedonen.

Man unterscheidet drei Formen von Akne:

1. **Acne comedonica** – Auftreten von offenen und geschlossenen Komedonen.

2. **Acne papulopustulosa** – Übergang zu entzündlichen Pusteln und Papeln.

3. **Acne conglobata** (schwerste Form) – mit entzündlichen Knoten, Abszessen, Fisteln- und Narbenbildung.

Akne kann unter verschiedenen Einflüssen entstehen:

- Bakterielle Infektionen – z.B. Propionibacterium granulosum
- Autoimmunreaktionen auf Entzündungsreize
- hormonelle Störungen
- Intoxikationen

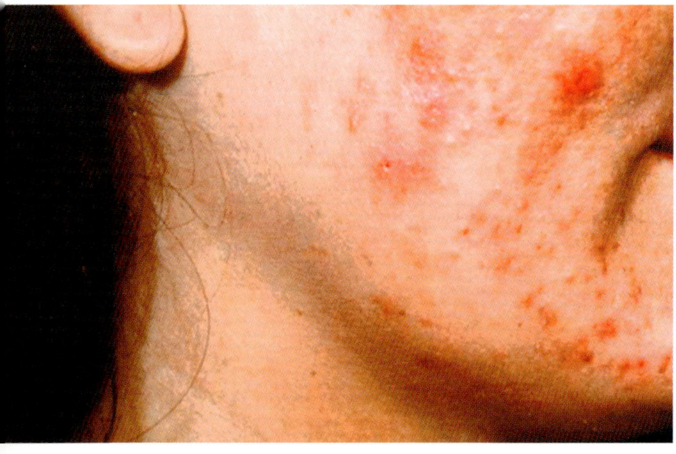

Der Schweregrad und die Dauer dieser Erkrankung werden auch durch psychische Faktoren beeinflusst, z.B. durch den Wunsch nach mehr Abgrenzung gegenüber dem anderen Geschlecht oder der Erwachsenenwelt (die entstellte Haut macht die Betroffenen äußerst unattraktiv).

ANWENDUNGSMÖGLICHKEITEN

1. **Umstellung** der Ernährung und der gesamten Körperpflege auf basische Produkte. Viele Akne-Patienten ernähren sich sehr einseitig, sind stark übersäuert und leiden unter fettiger, unreiner Haut, die teilweise zur beachtlichen Entstellung des Gesichts führt.

2. **Erneuerung der Hornhautplättchen** mit einem ***Basischen Gesichtspeeling***. Neben einer basischen Grundrezeptur enthält das ***Basische Gesichtspeeling*** Frischpflanzenextrakte und ätherische Öle, die eine gut reinigende und abtragende Wirkung bei schonendem Druck entwickeln. Ideal zur Regulierung der Hornhautlagen und zum Wiederaufbau der Lipiddoppelschichten im Hautzwischenbereich. Die Erfolgsquote bei Akne ist sehr hoch, sie liegt bei über 80%!

3. **Gesichtsmasken** mit ***Basischer Heilerdemaske*** (pH 7,5). Vor jeder Anwendung wird die Gesichtshaut mit einem feuchtem Tuch, das in einer Wasserlösung mit ***Basischem Badesalz*** getränkt wurde, gründlich gewaschen. Auch die ***Basische Reinigungsmilch*** (pH 8,7) mit Wiesenschaumkraut, Mandarine, Pfefferminze und Schachtelhalm kann zur Reinigung der zu behandelnden Hautpartien benutzt werden.

Die ***Basische Heilerdemaske*** ist eine erdmineralhaltige Maske, die dem Aufbau und der Tiefenreinigung der Haut dient. Sie kann morgens oder abends auf Gesicht und Hals dünn aufgetragen werden. Es empfiehlt sich, nach 20 Minuten die Maske mit einem feuchten und warmen Tuch abzunehmen. Zur Durchfeuchtung und natürlichen Fettregulierung der obersten Hautschichten enthält die Maske basisches Badesalz. Der Löss („Heilerde") enthält viele Mineralien, die ein breites Feld unterschiedlicher Bedürftigkeit abdecken. Sein mineralischer Aufbau und die feine Körnung geben ihm hohe Oberflächenaktivitäten. Die hohe Absorptionskraft und tiefreinigende Eigenschaft dieser Maske werden besonders bei fettiger, unreiner Haut und allen Aknearten sehr geschätzt.

3. Hautpeeling

Für die Hautreinigung und Hauterneuerung sind folgende Anwendungen sehr wirksam:

1. ***Basisches Körperpeeling*** (pH 8,7) ist hervorragend geeignet zur täglichen Korrektur angegriffener Hornhautplättchen und verstopfter Hautporen. Die basischen Bestandteile sorgen für Ablösung überschüssiger Hornschichten, Anregung der Selbstreinigung und des Selbstaufbaus der Hautzellen.

Wirkprinzip der einzelnen Bestandteile:

Wiesenschaumkrautöl ist ein hochwertiges, sehr reichhaltiges und unverderbliches Pflanzenöl (C20 bis C22), das aus der im Frühjahr weiß bis rosa blühenden Wiesenschaumkrautblume schonend gewonnen wird.

Pfefferminze (Mentholgehalt 50%) erfrischt und kühlt angenehm die Haut, wirkt entzündungshemmend und entspannend.

Mandarine zeigt antibakterielle und antiseptische Eigenschaften. Alle Zitrusfrüchte sind rechtsdrehend und erzielen damit eine hohe selektive und spezifische Wirkung auf die Haut.

Schachtelhalm besitzt eine adstringierende, entschlackende und wundheilende Wirkung.

Aprikosengranulat entwickelt eine sehr schonende und dennoch tief reinigende und abtragende Wirkung bei schuppiger und unreiner Haut.

2. ***Basisches Gesichtspeeling*** (pH 8,0). Die Anwendungsmöglichkeiten wurden bereits im Kapitel „Akne"detailliert erläutert.

3. ***Basische Reinigungsmilch*** (pH 8,7) zur Ablösung der ausgetrockneten und aufgebrachten obersten Hautschichten. Gut geeignet zur täglichen Reinigung und Make-up-Entfernung. Für jeden Hauttyp verwendbar. Nach der Anwendung mit ***Basischem Tonic*** (pH 8,5) klären und nachreinigen.

4. Haarausfall

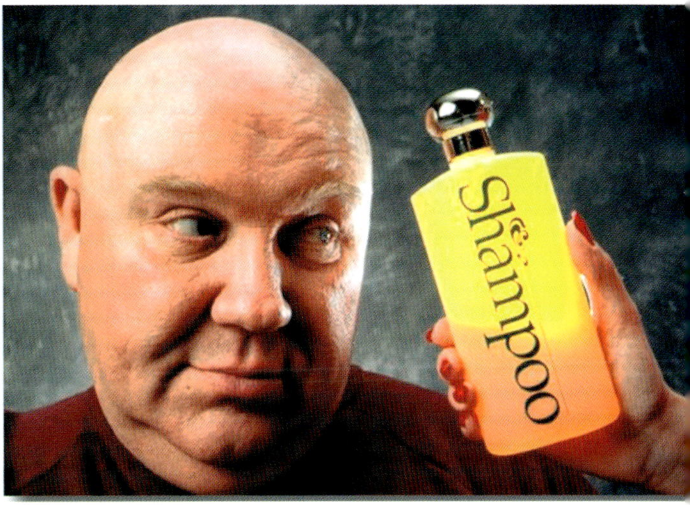

Erblich bedingter Haarausfall (Alopecia androgenetica) kann unterschiedliche Kopfpartien betreffen und bereits mit der Pubertät beginnen.

Als Ursachen gelten eine erblich erhöhte Androgenempfindlichkeit der Haarfollikel bzw. eine Erhöhung des freien Testosterons im Blut. Die Symptome und die Erscheinungsformen sind kaum zu unterscheiden vom Haarausfall anderer Ursachen. Auffallend ist der anfänglich starke Haarverlust, der sich besonders beim Kämmen und Haarewaschen bemerkbar macht. Nach einigen Jahren kann sich der Haarausfall deutlich verlangsamen, jedoch unaufhaltsam fortsetzen und beim Mann zur Glatze mit Aussparung des hinteren, seitlichen Haarkranzes führen.

Der androgenetische Haarausfall bei Frauen beginnt meist erst nach dem Klimakterium und führt zu diffuser Lichtung im Scheitelbereich mit Aussparung des frontalen Haarstreifens.

Die Behandlung des erblich bedingten Haarausfalls ist nicht einfach, und die konventionellen Maßnahmen beschränken sich hauptsächlich auf Haartransplantation oder Reduktionsplastik der unbehaarten Kopfhaut. Bei der Frau werden Antiandrogene und östrogenhaltiges Haarwasser appliziert, obwohl bei dieser Behandlung mit Nebenwirkungen zu rechnen ist.

Außer den erblich bedingten Auslösern liegt die Hauptursache für Haarausfall in der Übersäuerung des Körpers und im Mineralstoffmangel. Leider bleibt diese Tatsache bis heute noch weitgehend unbeachtet.

Der Haarboden stellt ein wichtiges Basendepot dar. Bei starker Übersäuerung entzieht der Körper dem Haarboden mineralische Bestandteile, um die überschüssigen Säuren zu neutralisieren. Die Frau ist durch die Menses besser vor Übersäuerung geschützt als der Mann, denn mit dem Regelblut verlassen den weiblichen Körper auch viele Schlacken. Das ist auch der Grund, warum Männer häufiger mit Haarausfall konfrontiert werden als Frauen.

Hautausscheidungen in Verbindung mit Fettabsonderungen und Schweißresten bilden eine saure, klebrige Masse, welche die trichterförmigen Öffnungen der Haarfollikel verschließt. Dies führt zu einer verringerten Durchblutung des Haarfollikels; das Haarwachstum wird reduziert, die Haarwurzel tritt verfrüht von der Wachstumsphase in die Ruhephase über - Haarausfall ist die Folge.

Außerdem können bestimmte Schwermetalle und andere toxische Komponenten das Haarwachstum blockieren und zum Haarausfall führen. Einseitige Ernährung und der daraus resultierende Nährstoffmangel begünstigen ebenfalls den Haarausfall.

ANWENDUNGSMÖGLICHKEITEN

1. Das ***Basische Haarshampoo*** (pH 8,2) verhindert den Mineralienabbau aus dem Haarboden, pflegt die Kopfhaut sowie das Haar und eignet sich sehr gut auch für das tägliche Haarewaschen. Zu den Bestandteilen gehören u.a. *Rizinus-Öl* für die Rückfettung und schönen Glanz der Haare, *Mandarinen-Öl* als natürliches Antiseptikum und Bakteriostatikum, *Lavendel* zur Beruhigung gereizter, entzündeter Kopfhaut, *Kochsalz* und *Milchsäure* zur wirksamen Abpufferung der Säuren.

2. Regelmäßige Versorgung des Körpers mit Mineralstoffen, Vitaminen und Spurenelementen.

3. Noxenmeidung und Ernährungsumstellung auf vitaminreiche, basische Kost.

5. Sonnenbäder

Die Sonne sorgt für gehobene Stimmung, sie bringt den Kreislauf in Schwung und fördert die Bildung von Vitamin D. Sonnenbäder wirken entspannend und – in Maßen genossen – verleihen sie der durch die Winterzeit verblassten und glanzlosen Haut einen schönen Teint.

Die Kehrseite der Medaille ist die UV-Strahlung, die schlimmstenfalls zu Hautkrebs führen kann. Die Zahl der an malignem Melanom Erkrankten steigt rasant. In Deutschland erkranken jährlich 100.000 Menschen an dem bösartigen Tumor. Für ein Viertel der Betroffenen endet diese Krankheit sogar tödlich. Besonders betroffen scheinen Personen im Alter zwischen 40 und 50 Jahren zu sein.

Das Risiko an Hautkrebs zu erkranken, erhöht sich mit der Anzahl der Sonnenbrände. Menschen mit sehr blondem Haar und heller Haut sollten Sonnenbäder mit besonders großer Vorsicht genießen. Bereits nach wenigen Minuten ungeschützter Sonneneinwirkung kann die Haut von Personen mit diesem Hauttyp geschädigt sein. Hier helfen dunkle Kleidung und Sonnenschutzmittel mit ausreichendem Lichtschutzfaktor.

Zu viel Bräune lässt die Haut schneller altern und austrocknen. Die im Sonnenlicht enthaltenen UV-Strahlen setzen aus der Erbsubstanz ein positiv geladenes Teilchen frei, das den DNA-Doppelstrang in eine elektrische Leiter verwandelt, so dass die Erbsubstanz instabil werden und auseinander brechen kann. Die Mutation verursacht das ungebremste Wachstum von Krebszellen.

Bei zwei Hautkrebsarten liegen die Heilchancen jedoch relativ hoch: beim Basalzellkarzinom, das ohne Behandlung das gesamte Gesicht der Betroffenen zerfressen kann und beim Spinalzellkarzinom, das vor allem bei alten Menschen auftritt. Wer sich Hautschäden in der Kindheit zuzieht, ist besonders krebsgefährdet.

Klassifikation der Hautpigmente

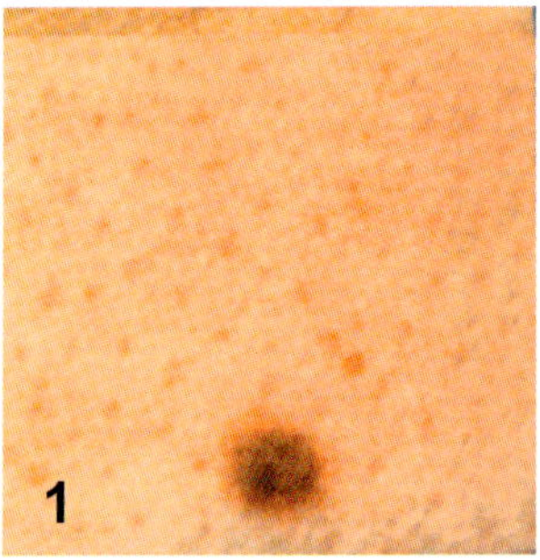

1. Ein normales, harmloses Muttermal bzw. ein Leberfleck, der gleichmäßig geformt ist und über längere Zeit seine Form nicht verändert.

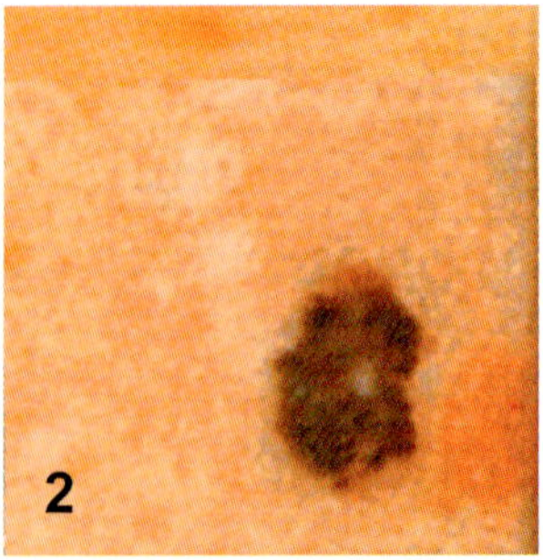

2. Ein unregelmäßiges Pigment in Form und Farbe. Dieses Mal kann noch gutartig sein, aber eine medizinische Abklärung ist ratsam.

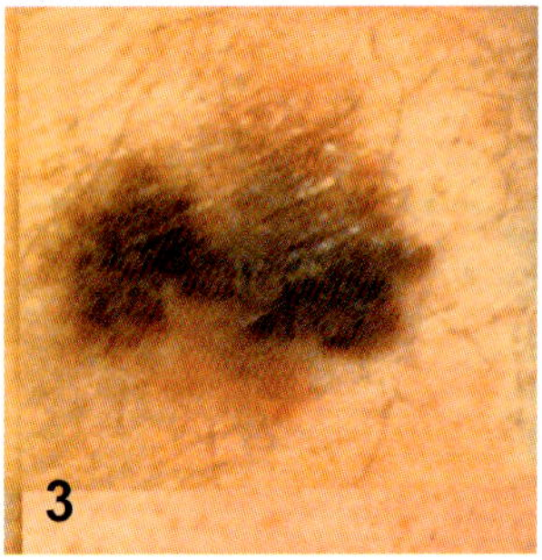

3. Flaches, bösartiges Melanom, das sofort entfernt werden sollte.

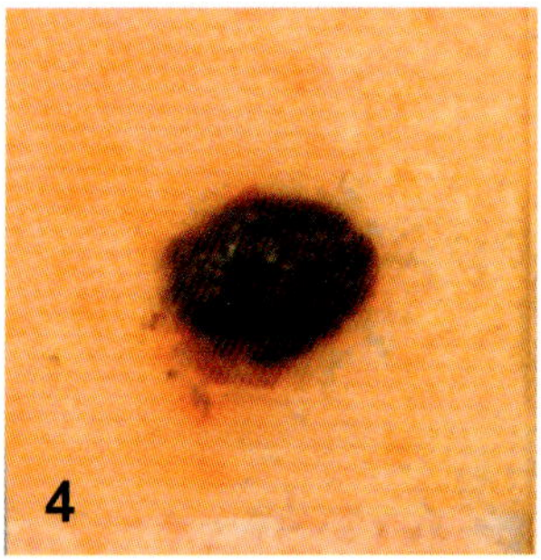

4. Bösartiges, erhabenes Melanom, unregelmäßig in Form und Farbe. Auch hier gilt: Unbedingt sofort behandeln lassen!

Das maligne Melanom kann bei genauer Beobachtung relativ frühzeitig erkannt werden. Eine wichtige diagnostische Hilfe liefern dabei die sog. **ABCD**-Regeln:

A. wie **Asymmetrie**. Ein Pigmentfleck ist auffällig, wenn er in seiner Form nicht gleichmäßig rund oder oval ist.

B. wie **Begrenzung**. Ist die Begrenzung eines Pigmentmales unscharf, verwaschen oder ausgefranst, besteht Anlass zur Vorsicht.

C. wie **Colour**. Eine genaue Beobachtung ist angebracht, wenn ein Muttermal verschiedene Farbtönungen aufweist.

D. wie **Durchmesser**. Ist ein Pigment größer als ein halber Zentimeter, muss es besonders intensiv beobachtet werden.

(Quelle: Deutsche Krebshilfe)

Selbstschutz der Haut

Die Haut ist der schädlichen Sonneneinwirkung nicht ganz hilflos ausgesetzt. Drei körperliche Maßnahmen, die dem Selbstschutz dienen, sollen die gröbsten Schäden von der Haut abwenden:

1. Selbstregulation

Die Haut vermag Schäden, die durch Sonnenstrahlung entstehen, bis zu einem bestimmten Grad zu reparieren. Bei Bedarf können sich viele Hautzellen erneuern. Das funktioniert aber nur, wenn die äußere Belastung sich in Grenzen hält.

2. Hornschichtverdickung

Sobald die Haut eine intensivere Sonnenstrahlung registriert, legt sie sich buchstäblich ein dickeres Fell zu: Sie lässt die Hornschicht, die äußere Lage abgestorbener Hautzellen, ein wenig kräftiger anwachsen. Eine stärkere Hornschicht hält mehr Strahlung ab, wodurch weniger schädigendes Licht die lebenden Zellen erreicht.

3. Bräunung

Am intensivsten schützt die natürliche Bräunung die Haut vor schädlichem Sonnenlicht. Im unteren Teil der Oberhaut leben Zellen, die bei Sonneneinstrahlung einen bräunlich bis schwarzen Farbstoff (Pigment) bilden. Durch das kontinuierliche Wachsen der Hautzellen verteilt sich der Farbstoff bis in die Hornschicht und die Haut erscheint braun. Die Pigmentierung schützt, indem sie die UV-Strahlung ausfiltert. Je intensiver die Bräune, desto kräftiger der Filter und desto weniger UV-Licht kann in die Haut eindringen (das sollte aber kein Freibrief für unbegrenztes Bräunen sein!).

Tipps für unbeschwerte Sonnenbäder:

Besonnen sonnen. Maß halten und langsam die empfindliche Haut an das Licht gewöhnen. Nur so können sich die Hautzellen nach den Strapazen wieder regenerieren.

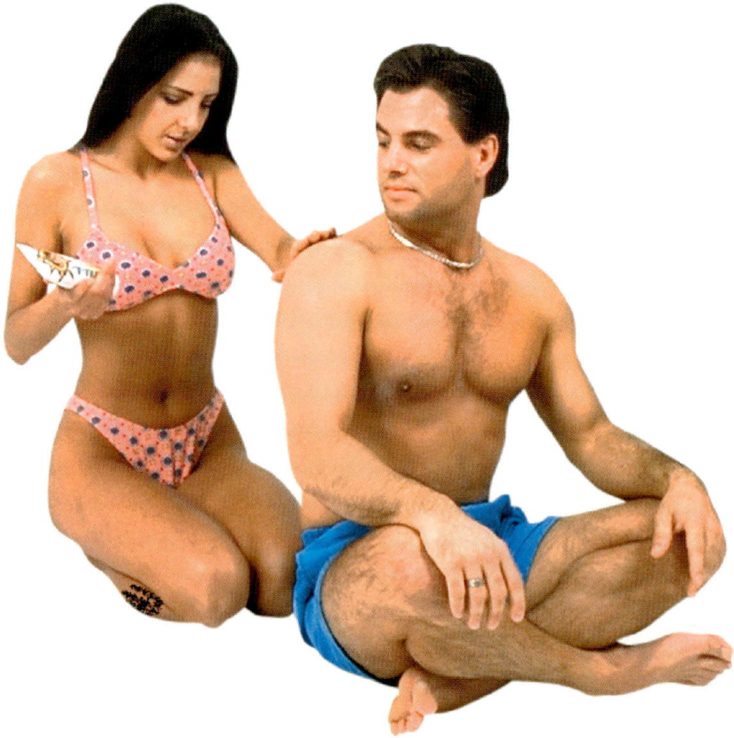

Man sollte sich niemals mit blasser Haut sofort einer längeren Sonnenstrahlung aussetzen, sondern das Sonnenbad schrittweise steigern:

In der 1. Woche nur mit 10 Minuten pro Tag beginnen und langsam auf 1 Stunde steigern.
In der 2. Woche 2 Stunden täglich.
In der 3. Woche 3 Stunden pro Tag.

Das Sonnenbad mit einem Sonnenschutzmittel mit hohem Lichtschutzfaktor beginnen. Wenn die Haut nach ein paar Tagen die erste Bräunung zeigt, kann ein niedrigerer Lichtschutzfaktor verwendet werden.

Nach dem Baden das Sonnenschutzmittel neu auftragen. Auch bei „wasserfesten" Cremes wird die Filterwirkung verringert (wasserfest = silikonhaltig).

Reizen Sie die rechnerisch zulässige Dauer für das Sonnenbaden nicht aus. Denn auch beim Spaziergang am Nachmittag, durchs offene Autofenster und beim Essen im Freien ist man UV-Licht ausgesetzt.

Nach einem Sonnenbrand hilft nur eins - keine direkte Sonne mehr und basisch baden.

Sog. Sonnenallergien und besonders schwere Sonnenbrände werden hauptsächlich durch toxische, saure Schlacken hervorgerufen, die aus dem Unterhautgewebe an die Hautoberfläche austreten und dort verbrennen. Einen wirksamen Sonnenschutz bieten für das Sonnenbaden und die Zeit danach speziell entwickelte basische Körperpflegeprodukte:

Basisch-Mineralische Sonnenmilch (pH 7,5) mit den Lichtschutzfaktoren 8 und 15. Die basischen Grundkomponenten neutralisieren die austretenden Säuren direkt an der Hautoberfläche. Dadurch wird die Gefahr eines Sonnenbrandes stark minimiert. Die Sonnenmilch sollte 30 Minuten vor dem Sonnenbaden aufgetragen werden und nach dem Schwimmen immer erneuert werden.

Die ***Basisch-Mineralische Sonnenmilch*** schutzt die Haut wirksam vor UV A + B + C-Strahlen. Der leichte, angenehme Duft stammt ausschließlich aus Frischpflanzenextrakten.

Nach dem Sonnenbad wird das ***Basische After-Sun-Gel*** (pH 7,5) aufgetragen. Neben den mild pflegenden, pflanzlichen Bestandteilen sorgt der basische pH-Wert des Produktes für die Beruhigung der Haut und Neutralisierung der sauren Schlacken, die durch Sonneneinwirkung (Erwärmung) an die Hautoberfläche gelangen.

Basisches After-Sun-Gel pflegt und kühlt die Haut nach jedem Sonnenbad. Die Haut wird dabei mit viel Feuchtigkeit versorgt, ohne dass sie fett erscheint.

Medizinische Indikationen

1. Atopisches Ekzem

Atopie (gr. *atopia*: Ungewöhnlichkeit, Seltsamkeit) ist ein Oberbegriff für alle auf einer genetischen Prädisposition beruhenden Überempfindlichkeitsreaktionen vom Soforttyp I.

Die klinische Manifestation umfasst u.a.:

- atopisches Ekzem (Neurodermitis, Milchschorf)
- allergische Konjunktivitis
- Heuschnupfen
- exogen-allergisches Asthma
- allergische Enteritis
- Urticaria

Knapp 15% der gesamten Bevölkerung sind von atopischen Erkrankungen betroffen (in den westlichen Ländern steigende Tendenz). Stadtkinder, die in großen Ballungszentren aufwachsen, erkranken häufiger an Heuschnupfen, Neurodermitis und Asthma als Kinder vom Lande, die viel direkter unterschiedlichen Allergenen tierischen und pflanzlichen Ursprungs ausgesetzt sind. Die Landbevölkerung scheint ein intensiveres Immuntraining zu absolvieren und ist daher besser gewappnet gegenüber verschiedenen Allergiearten.

Die explosionsartige Zunahme atopischer Erkrankungen wird durch folgende Faktoren begünstigt:

- synthetische Zusatzstoffe in der Nahrung, genmanipulierte Lebensmittel sowie tierisches Eiweiß und hoher Zuckerkonsum

- Verschiebungen in der Darmflora durch falsche Ernährung und häufige Antibiotika-Applikationen, die das intestinale Immunsystem schwächen
- Nährstoffdefizite (insbesondere Vitamin B-, E-, Zink- und Selenmangel)
- erhöhter psychosozialer Stress

Neurodermitis

Neurodermitis ist weltweit vertreten, und die Anzahl der Erkrankten nimmt kontinuierlich zu. In der Bundesrepublik wird bereits jedes dritte Kind vor dem 11. Lebensjahr mit einer atopischen Erkrankung (Neurodermitis, Milchschorf, Asthma oder Heuschnupfen) konfrontiert.

Kaum ein anderes Krankheitsbild weist so viele synonyme Bezeichnungen auf wie die Neurodermitis: *Prurigo Besnier, Neurodermitis atopica, Dermatitis lichenoides chronica pruriens Neisser, endogenes Ekzem, Lichen chronica Vidal, Ekzematoid Rost, konstitutionelles Ekzem, atopisches Ekzem.*

Wie die etymologische Bedeutung von Atopie bereits signalisiert, handelt es sich bei Neurodermitis um eine besondere Krankheitsform mit ungewöhnlichem Verlauf.

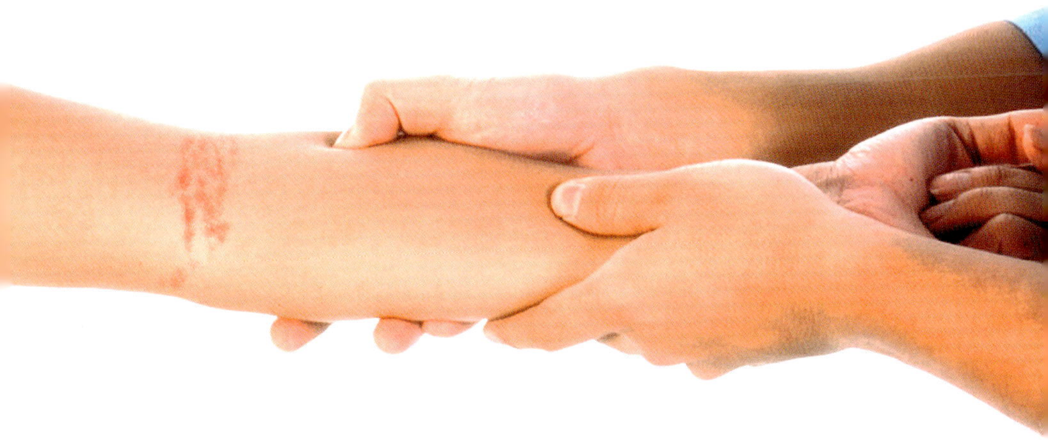

Zu den möglichen Ursachen gehören:

Allergien

Ein großer Prozentsatz der Neurodermatiker weist Antikörperreaktionen des Soforttyps IgE und Eosinophilie auf.

Beim Kontakt mit bestimmten Lebensmitteln (z.B. Kuhmilch, Nüsse), Hausstaub, Milben, Tierhaaren oder Pollen können akute Schübe von Ekzemen mit starkem Juckreiz und Nesselsucht ausgelöst werden.

Stoffwechsel

Die Haut übernimmt die Entgiftungsfunktion immer dann, wenn die physiologisch reguläre Ausleitung über den Darm und die Nieren beeinträchtigt wird. Bei vielen Patienten mit atopischem Ekzem sind die Entgiftungsorgane Leber und Nieren in ihrer Funktion stark eingeschränkt.

Toxische Belastung

Einige chemische Reize wie Waschmittel, Reinigungsmittel, Konservierungsstoffe aus der Nahrung und andere Umweltgifte beeinflussen die Haut von außen und von innen. Viele Kinder sind bereits im Säuglingsalter hochgradig belastet mit Pestiziden, Fungiziden, Antibiotika, Sulfonamiden, Psychopharmaka, Antihistaminika, Kortikoiden, Schwermetallen (insbesondere Quecksilber und Aluminium), die diaplazentar oder über die Muttermilch erworben sind. Das größte Problem ist jedoch die Übersäuerung.

Immunologische Störungen

Verschiebungen in der Darmflora stören die Kommunikation zwischen dem darmassoziierten Immunsystem und der gesamten Abwehr im Körper. Immunologische Fehlsteuerungen begünstigen die Ausbreitung von intestinalen Mykosen und erhöhen die Anfälligkeit für Infektionen. Atopiker gelten allgemein als immunschwach. Selbst banale Erkältungen nehmen bei ihnen einen erschwerten Verlauf an und werden mit der Zeit chronisch.

Psychische Faktoren

Die Haut ist ein Ausdrucksorgan für emotionale Vorgänge schlechthin. Der atopische Patient fällt durch seine hohe Sensibilität und schnelle emotionale Verletzbarkeit besonders auf. Wie der Name Neurodermitis bereits verrät, spielen psychische Faktoren eine wichtige Rolle bei der Ekzementstehung. Auch die emotionale Kommunikation zwischen dem betroffenen Kind und seiner wichtigsten Bezugsperson (Mutter) sollte beachtet werden.

Eine diagnostische Abgrenzung der Neurodermitis gegenüber anderen Ekzemarten ist nicht schwierig, besonders wenn man die Familienanamnese und das Hautbild genauer betrachtet.

Vollständigkeitshalber sollte man differentialdiagnostisch auch andere Ekzemformen ausschließen, die eine gewisse Ähnlichkeit im Erscheinungsbild aufweisen: *Kontaktekzem, Psoriasis, Ichthyosis, Pityriasis lichenoides, Seborrhoische Dermatitis, Scabies* und *Mykosen.*

Im Kleinkindalter imponiert das Erscheinungsbild eines Atopikers durch Rötung, Schuppung, Nässen und Krustenbildung – hauptsächlich an den Wangen und am behaarten Kopf (Milchschorf). Nach dem 2. Lebensjahr entspricht das klinische Bild dem eines Erwachsenen. Charakteristisch dabei sind die Hauteffloreszenzen:

- an den Streckseiten – beim Kleinkind

- an den Gelenkbeugen (Ekzema flexurarum), Kniekehlen, Hals, Nacken, Schultern und an der Brust – bei Jugendlichen und Erwachsenen

Durch die Unterfunktion der Talg- und Schweißdrüsen erscheint die Haut glanzlos und extrem trocken. Der starke Juckreiz verleitet die Betroffenen zum blutigen Kratzen. Dies wiederum birgt in sich die Gefahr bakterieller Superinfektionen und trägt sekundär zu psychischer Erschöpfung, Schlaflosigkeit und nervöser Gereiztheit bei.

Trotz individueller Unterschiede zeichnet sich bei den meisten Patienten mit Neurodermitis ein deutlicher Erscheinungskomplex ab, der auf eine konstitutionelle Veranlagung schließen lässt:

- Einrisse in den Ohrläppchen
- Dennie-Morgansche Falte am Unterlid (siehe Abbildung)
- trockene, schuppige Haut (Xerodermie)
- fehlende laterale Augenbraue (Hertoghesches Zeichen)
- Blässe der Haut
- schlanker, feingliedriger Körperbau (besonders ab dem 6. Lebensjahr)

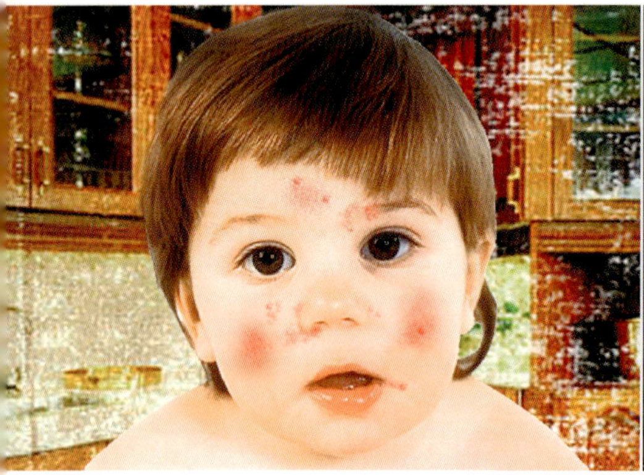

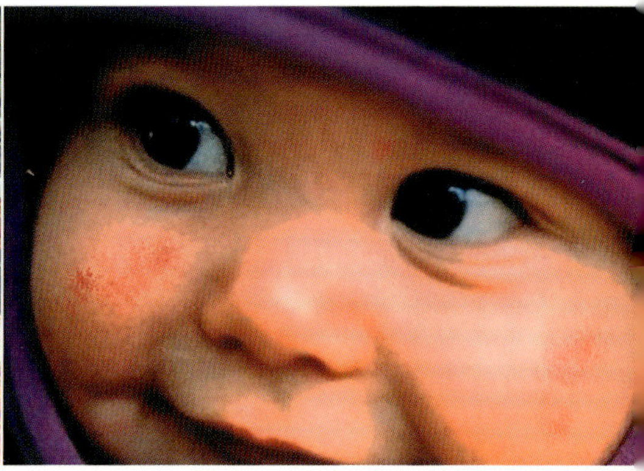

ANWENDUNGSMÖGLICHKEITEN

1. Nahrungsumstellung. Folgende Nahrungsmittel sollten gemieden werden: Produkte aus raffiniertem Zucker (insbesondere Limonaden, Cola, Eis, Schokolade), Weißmehl, Zitrusfrüchte, Nüsse, Milch und andere Molkereiprodukte, Schweine- und Rindfleisch, Eier, scharfe Gewürze, Zwiebel, Knoblauch, Alkohol und Fertigprodukte.

Besonders empfehlenswert sind Kartoffeln, Möhren, Naturreis, Hartweizennudeln, Avocado, Dinkel, Distelöl, gekochtes und gedünstetes Gemüse, Äpfel (ohne Schale), Bananen,

Mineralwasser (kein stilles Wasser aus Frankreich). Wenn aufs Fleisch nicht verzichtet wird - gelegentlich Geflügel oder Fisch.

2. Basische Vollbäder. Durch die Wasseranwendung mit ***Basischem Badesalz*** wird die natürliche Talgproduktion in der Epidermis angeregt und saure Ablagerungen aus dem Unterhautgewebe nach dem Osmose-Prinzip abgebaut. Die Bäder sollten in der akuten Phase täglich durchgeführt werden (30 bis 60 Minuten). Das Wasser sollte dabei nicht zu heiß sein. Nach dem Baden wird die Haut nicht abgeduscht, sondern nur abgetrocknet, um das Salz einwirken zu lassen. Optimal ist es, wenn man nach dem Bad die Haut nicht sofort abdeckt. Nach ca. einer Stunde wird die ***Basische Körpermilch*** aufgetragen.

3. Bei allen chronischen Verlaufsformen ist ein **Klimawechsel** (wenigstens für einige Wochen im Jahr) therapeutisch sehr sinnvoll. Das Reizklima der Nordsee oder im Hochgebirge wirkt umstimmend und abhärtend auf die erkrankte Haut.

4. **Probiotika** bieten einen wirksamen Schutz vor atopischen Erkrankungen im Kindesalter. Die Verabreichung von darmwirksamen Bakterienkulturen während der Schwangerschaft und Stillzeit stellt eine sichere und effektive Möglichkeit dar, das immunprotektive Potential des Stillens zu verstärken und führt während der ersten beiden Lebensjahre zum besseren Immunschutz. Eine besonders exponierte Rolle unter den Probionten kommt *Lactobacillus helveticus* und *Lactobacillus acidophilus* zu.

Eine in LANCET im Mai 2001 veröffentlichte Studie mit Probiotika belegte diese Erkenntnisse. Jeweils 68 Schwangere mit hohem Atopie-Risiko (Eltern oder Verwandte 1. Grades mit atopischem Ekzem, Asthma oder allergischer Rhinitis) erhielten 2 – 4 Wochen vor der Geburt *Lactobacillus* bis zum Abstillen. Danach verzehrten die Kinder selbst Probiotika. Die Ergebnisse hatten weitgehend alle Erwartungen übertroffen (siehe beide Grafiken auf der folgenden Seite).

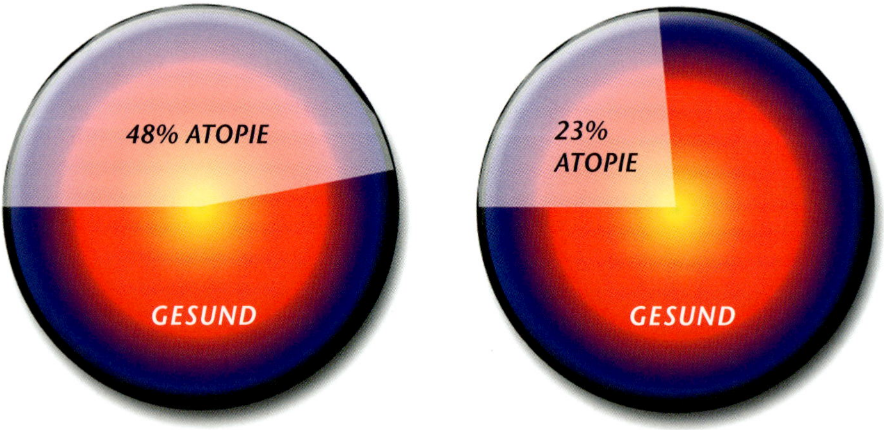

Halbierung der Atopie-Rate bei Risikokindern 2 Jahre nach der Geburt mit Lactobacillus-Gabe (links). Rechts: ohne Lactobacillus-Gabe

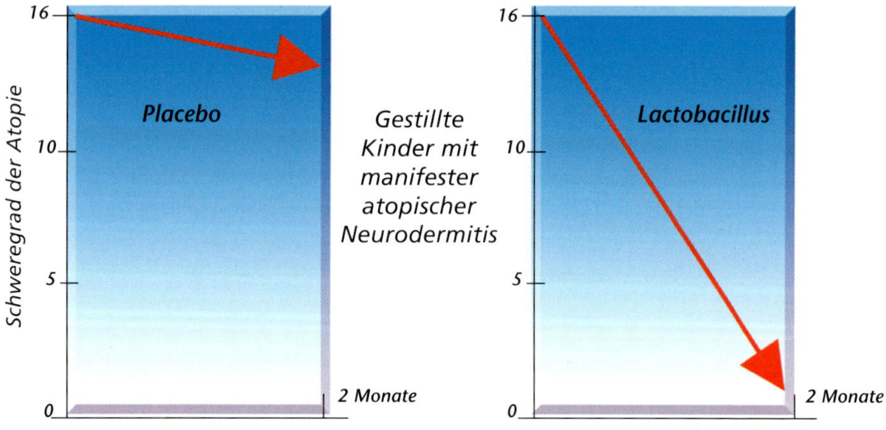

Der mit dem SCORAD-Index bewertete Schweregrad der Atopie veränderte sich eindeutig.

1. *Unter Abschirmung mit Probiotika haben alle Kinder ihr atopisches Ekzem verloren.*
2. *Probiotika wirken auch über die Stillzeit hinaus und bieten einen wichtigen prophylaktischen Schutz, wenn das Kind neuen Allergenen ausgesetzt wird.*

2. Psoriasis

Schuppenflechte ist eine weltweit verbreitete Erkrankung, die seit mindestens 2000 Jahren bekannt ist. Besonders prädisponiert dafür scheinen hellhäutige Personen zu sein. In Deutschland gibt es mittlerweile ca. 300.000 Psoriatiker bei stets steigender Tendenz.

Symptomatisch für diese Hauterkrankung sind die scharf begrenzten, erythematösen, mit silberweißen Schuppen bedeckten, zuweilen juckenden Herde verschiedener Größe und Gestalt. Sie treten mit Vorliebe auf Ellenbögen, Kreuzbeingegend, Knie und Kopfhaut auf. Aber genauso gut können auch andere Körperstellen von Psoriasis befallen sein wie z.B. After, Rücken, Oberschenkel oder sogar Nägel, Knochen und Gelenke (bei 30% aller Psoriatiker sollen im Verlauf der Krankheit auch Gelenksymptome aufgetreten sein).

Die Schuppen treten beim Kratzen deutlicher hervor (sog. Kerzenfleckphänomen. Nach dem Abschuppen zeigt sich eine extrem dünne Hautschicht, die sehr verletzbar ist. Daher auch die punktförmigen Blutaustritsstellen.

Der starke Juckreiz und die enorme Schuppenbildung stellen für den Patienten eine ungeheure Belastung dar, die ein Gesunder kaum nachvollziehen kann.

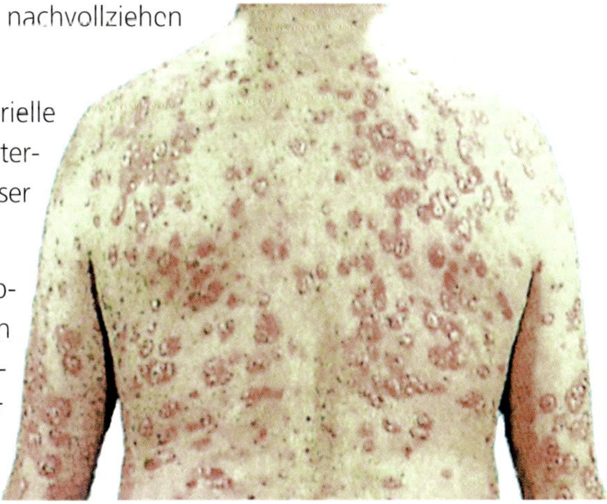

Da Psoriasis eine multifaktorielle Erkrankung ist, kommen unterschiedliche Krankheitsauslöser in Betracht.

Zum akuten Schub Schuppenflechte reicht zwar ein einziger Auslöser aus, jedoch nur selten wird er ganz allein zum Krankheitsgeschehen beitragen.

Mögliche Ursachen

Infektionen und Traumen

In vielen Fällen treten die ersten Hauteffloreszenzen erst nach bestimmten Infektionen auf wie z.B. Meningitis und Scharlach, oder nach Unfällen, Hautverbrennungen, Sonnenbrand, Zeckenbiss u.Ä.

Zinkmangel

Psoriatiker erleiden regelmäßigen Zinkverlust durch Hautabschilferungen. Sehr oft wird bei dieser Patientengruppe Zinkmangel diagnostiziert. Außerdem spielt Zink eine wichtige Rolle für die normale Funktion des Immunsystems. Zinkdefizite können zu einem chronischen Immundefekt führen, der sich vor allem durch eingeschränkte oder verzögerte Abwehrantwort auf externe Belastungen äußern kann. Dies trägt wiederum zur Beeinträchtigung aller Körpersysteme und Organfunktionen bei - einschließlich der Haut.

Erbliche Vorbelastung

Psoriasis tritt in vielen Fällen familiär auf.

Toxische Belastung

Das Hautbild der Kranken kann sich durch den Kontakt mit Schadstoffen exogener Art und durch endogene Toxine erheblich verschlechtern. Außerdem kann Übersäuerung und Körpervergiftung durch nutritive Einflüsse die Symptomatik noch verstärken.

Psychische Faktoren

Die Betroffenen merken es in der Regel selbst, dass emotioneller Stress und psychische Konflikte einen erneuten Krankheitsschub auslösen können. Was ihnen jedoch meist verborgen bleibt, ist die Symbolik des Krankheitserscheinungsbildes: „Panzerhaut" als Mittel zu mehr Abgrenzung gegenüber anderen Menschen und gleichzeitiger Schutz vor (wiederholten) seelischen Verletzungen – z.B. nach einer weit zurückliegenden Kränkung.

ANWENDUNGSMÖGLICHKEITEN

1. Basische Wasseranwendungen. Basische Vollbäder sollten bei starker Schuppenflechte nur mit lauwarmem Wasser durchgeführt werden. Bestens geeignet in dem Fall sind Ganzkörperwickel mit dem ***Basischen Badesalz***: „Großer Körperwickel" oder „Spanischer Mantel". Nach der Anwendung findet eine vermehrte Ablösung der abgenutzten Hautschuppen statt und die Talgproduktion wird erhöht, so dass die Haut wieder mehr Feuchtigkeit behält. Dadurch wird eine erneute Schuppenbildung verlangsamt.

Nach dem Wickel sollte der Patient ca. eine halbe Stunde mit unbedeckter Haut ruhen. Danach ***Basische Körpermilch*** (pH 7,5) auftragen. Neben der basischen Grundrezeptur wirken die darin enthaltenen, natürlichen Bestandteile wie z.B. *Jojoba-Öl, Gurke, Malve, Limette* und *Lavendel* beruhigend, entzündungshemmend, kühlend und wundheilend auf die gereizte Haut, was bei Psoriasis als besonders wohltuend empfunden wird.

Als Alternative kann die ***Basische Aufbaucreme*** (pH 7,9) aufgetragen werden. Darin sorgt *β-Glucan* (ein natürliches Polysaccharid) für die Aktivierung der lokalen Hautabwehr (wichtig bei Superinfektionen, die durch das Kratzen entstehen). *Vitamin E* sorgt für eine antioxidative Wirkung, *Natriumlactat* verbessert die Erneuerung der Hautzellen, *Allantoin* als Vorstufe der Harnsäure hält die Haut feucht und verhindert zu schnelle Austrocknung, *Malve* wirkt entzündungshemmend und *Mandarine* bakteriostatisch. *Salbei* desinfiziert und beruhigt die irritierte Haut.

Am sinnvollsten bei Schuppenflechte ist es, die gesamte Körperpflege auf basische Produkte umzustellen.

2. Ganzkörper-Bestrahlungen mit Blaulicht wirken beruhigend und entzündungshemmend auf die Haut. Das Immunsystem wird gestärkt und die Bildung neuer, intakter Hautzellen gefördert.

3. Hautmykosen

Trotz verbesserter Hygiene sind Hautmykosen deutlich auf dem Vormarsch. Besonders der Fußpilz gehört in unserer Gesellschaft zu den lästigen und vor allem sehr tabuisierten Krankheiten.

Der direkte Kontakt mit Pilzerregern – zum Beispiel im Schwimmbad – führt nicht zwangsläufig zu einer Hautinfektion. Bei einer intakten Abwehr werden die Pilzerreger meist direkt an der Hautoberfläche neutralisiert. Die Infektanfälligkeit gegenüber Mykosen erhöht sich jedoch beachtlich, wenn noch andere Faktoren eine zusätzliche Rolle spielen:

- Abwehrschwäche (z.B. bei latenten Entzündungsherden und allgemeinen Infektionen, während einer Chemo- oder Strahlentherapie, durch die Einnahme von Immunsupressiva oder Kortikoiden)
- Beeinträchtigung des intestinalen Immunsystems durch Verschiebungen im Bereich der Darmflora zu Gunsten von Darmmykosen und anderen pathogenen Schmarotzern

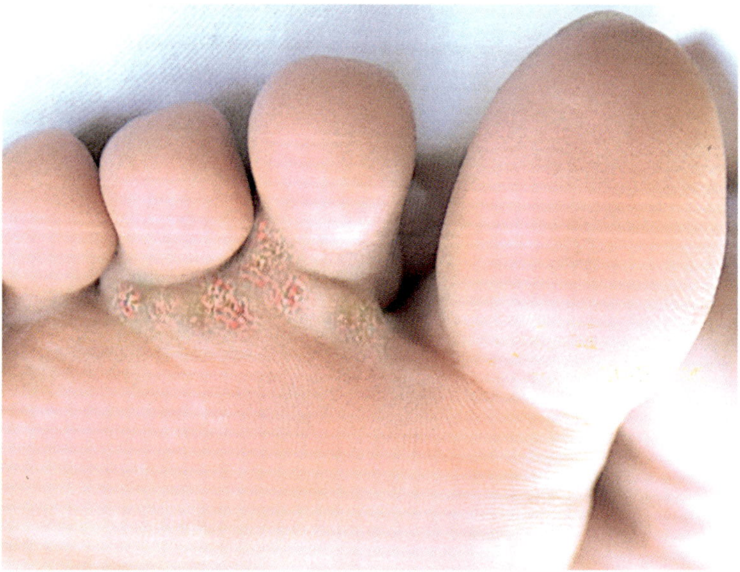

Fußpilz

- Übersäuerung des Mesenchyms und das daraus resultierende Absinken der Haut-pH-Werte
- übertriebene Körperhygiene
- feuchte Füße (dazu tragen z.B. Socken aus Kunststofffasern sowie Schuhe aus atmungsinaktiven Materialien bei)

Eine konsequente Behandlung des Fußpilzes ist ratsam, da eine unbehandelte Infektion hochgradig ansteckend ist und sich auf Nägel und andere Körperpartien ausbreiten kann (insbesondere durch das Kratzen).

Allopathische Antimykotika (z.B. mit dem Wirkstoff *Nystatin*) wirken zwar schnell, machen jedoch die Haut an den behandelten Stellen sehr empfindlich und dadurch empfänglicher gegenüber Bakterien und Pilzen – ein wahrer Teufelskreis.

Praxiserfahrungen zeigen, dass Hautpilze besonders im saurem Milieu und bei übersäuerten Patienten zunehmen. Also ist die Theorie vom Säureschutzmantel nicht stichhaltig. Durch die Hautbehandlung mit basischen Pflegeprodukten und die Säurenneutralisierung an der Hautoberfläche bilden sich Hautpilze zurück und die gereizte Haut heilt schneller aus.

ANWENDUNGSMÖGLICHKEITEN

Basische Fußbäder stellen eine sehr wirksame und vor allem völlig nebenwirkungsfreie Behandlungsmöglichkeit des Fußpilzes dar.

Bewährt haben sich tägliche Anwendungen von 30 bis 40 Minuten. Pro Schüssel Wasser werden 2 EL vom ***Basischen Badesalz*** aufgelöst. Nach dem Bad sollten die Füße in der Luft getrocknet werden.

Basische Fußbäder sind nicht nur selbst bei hartnäckigen Fußmykosen wirksam, sondern können bei Neigung zum Fußpilz auch vorbeugend vorgenommen werden.

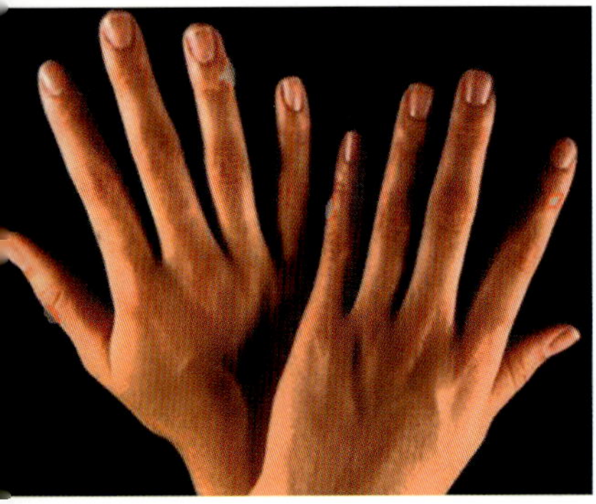

4. Warzen

Warzen treten besonders gehäuft bei Kindern und Jugendlichen auf. Die sog. Stachelwarzen (Verrucae vulgares) als halbkugelige, harte Knötchen mit sehr rauher Oberfläche befallen hauptsächlich die Hände. Die Dornwarzen oder Mosaikwarzen (Verrucae plantares) bevorzugen die Fußsohlen.

Ursächlich für die Warzenbildung ist das Papillomavirus verantwortlich. Inzwischen wurden ca. 60 verschiedene Virustypen ermittelt, die neben den erwähnten Warzenarten auch zur Entstehung von anogenitalen Warzen (Kondylome), Schleimhautwarzen (besonders im Mund- und Kehlkopfbereich) sowie malignen Tumoren der Zunge und der Geschlechtsorgane beitragen können. Kleine Hautläsionen und Ekzeme fördern deutlich die Warzenbildung. Die Virusübertragung erfolgt über Hautkontakte, die Inkubationszeit beträgt 6 Wochen bis 20 Monate.

Wie bei allen Viruserkrankungen sind Infektionen nur dann möglich, wenn das Immunsystem geschwächt ist und – gerade im Bereich der Haut – wenn eine Verschiebung im Säuren-Basen-Haushalt vorliegt.

Die schulmedizinische Behandlung der Warzen beschränkt sich nur auf das Entfernen der befallenen Hautgewächse. Mit Salicylsäurepflaster, Abtragen mit einem scharfen Löffel, Elektrokoagulation und Laserchirurgie wird das Problem kurzfristig behoben. Die Erfahrung zeigt jedoch, dass nach solchen Behandlungsmaßnahmen die Warzen wieder auftreten und in einigen Fällen sogar noch hartnäckiger denn je.

ANWENDUNGSMÖGLICHKEIT

Handbäder mit ***Basischem Badesalz***. Die Anwendungsart ist ähnlich wie beim Fußbad.

5. Diabetes mellitus

Durch den entgleisten Zuckerstoffwechsel sind Diabetiker stark übersäuert und verschlackt, was man oft am Körpergeruch, sehr saurem Urin und auftretendem Juckreiz erkennen kann.

Wegen der speziellen Diät und einseitiger Ernährung nehmen Diabetiker zu wenig Mineralstoffe zu sich. Außerdem trägt die Hyperglykämie dazu bei, dass viele Nährstoffe schneller ausgeschieden werden.

Besonders gefürchtet bei Diabetes sind die Spätfolgen wie Polyneuropathien, Makuladegeneration, Nierenversagen und der diabetische Fuß. Allein in Deutschland werden jährlich ca. 27.000 Fußamputationen als Folgeschaden des Diabetes mellitus vorgenommen. Mit prophylaktischen Maßnahmen lässt sich dieser Folgeschaden positiv beeinflussen, und die Gefahr einer Gangrän in zahlreichen Fällen sogar ganz vermeiden.

Leider werden Entsäuerung und Entgiftung bei Diabetes oft vernachlässigt, weil die therapeutische Priorität fast ausschließlich bei der Einstellung des Blutzuckers liegt.

Eine wirksame Möglichkeit, den Körper von überflüssigen Schlacken zu entlasten und die periphere Durchblutung zu verbessern, besteht in basischen Wasseranwendungen in Form von Bädern, Waschungen und Wickeln. Durch die Umstellung der gesamten Körperpflege auf basische Produkte wird der therapeutische Effekt noch zusätzlich optimiert.

Für Diabetiker sind Anwendungen mit Salzsocken oder Fußbäder besonders empfehlenswert.

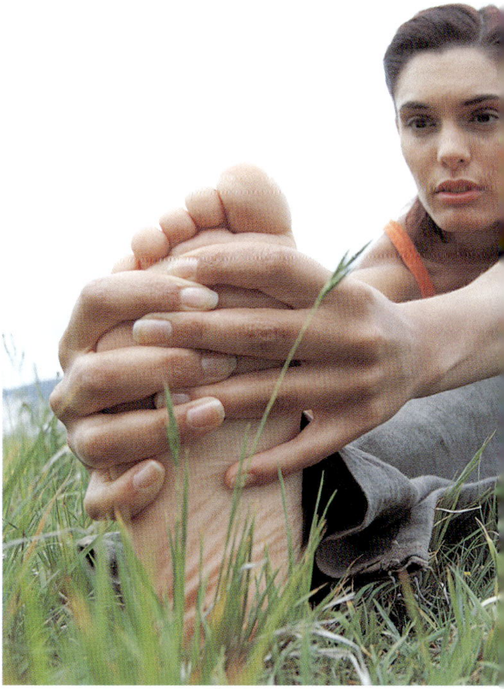

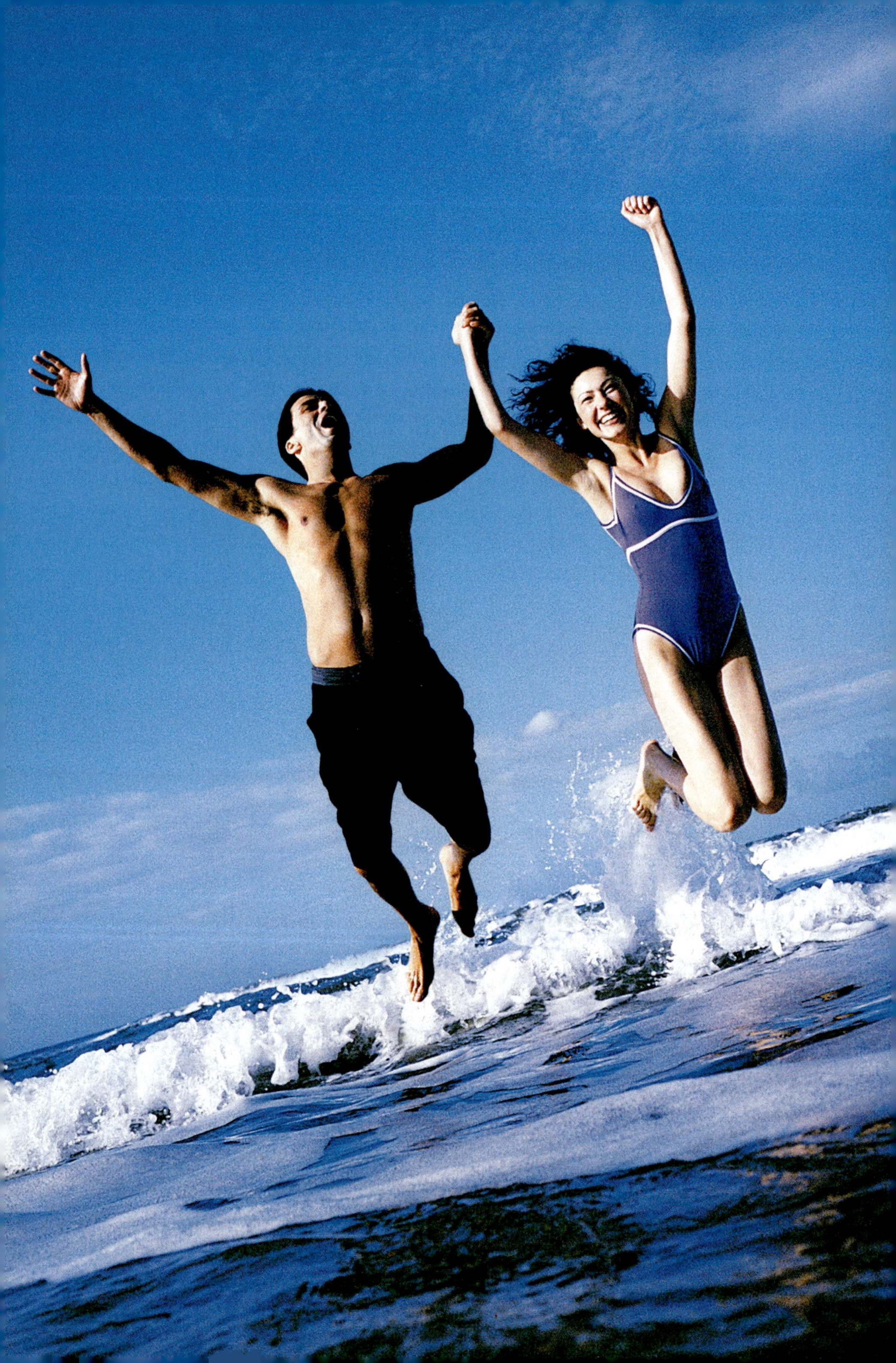

6. Erkrankungen des Bewegungsapparates

Erkrankungen des Bewegungsapparates haben im letzten Jahrzehnt explosionsartig zugenommen. Auf der einen Seite sind es rheumatische Erkrankungen als Folge zunehmender Gewebeübersäuerung und Verschlackung und auf der anderen Seite massive Schäden an der Wirbelsäule durch falsche Körperhaltung, Bewegungsmangel oder Sportverletzungen.

6.1 Harnsaure Diathese / Gicht

Die harnsaure Diathese (oder Übersäuerungs-Diathese) kann man iridologisch sehr gut verfolgen. Charakteristisch dabei ist die zunehmende Bildung weißlicher Plaques („Harnsäuregrübchen") mit deutlicher Überlagerung des Irisstroma und eine hellgelbe Verfärbung in der Mesenchymal-Zone.

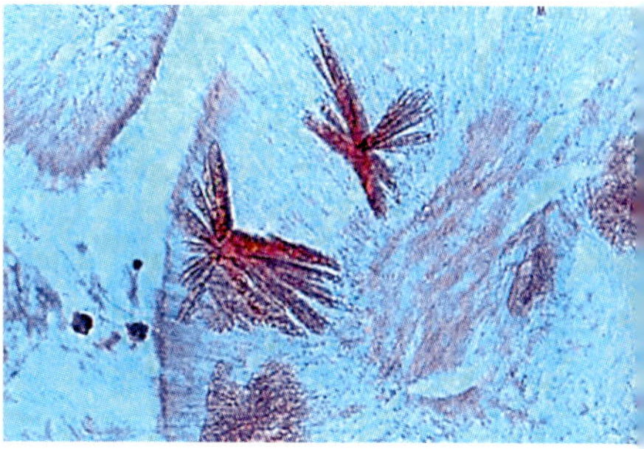

Harnsäurekristalle in einem Gichtknoten

Bei harnsaurer Diathese ist der Stoffwechsel und insbesondere der Abtransport der Gifte aus dem intrazellulären Raum blockiert. Die eingelagerten sauren Schlacken können gewöhnlich zu erheblichen Schmerzen in den Muskeln und in den Gelenken führen.

Hyperazide Mesenchymverschlackung hat die Tendenz, sich erst nach einigen Jahren pathologisch bemerkbar zu machen. Zu den wichtigsten Erscheinungsformen gehören rheumatischer Formenkreis, Hyperurikämie und Gicht.

Gicht ist eine Purinstoffwechselstörung, die sich durch Ablagerungen von harnsauren Salzen an verschiedenen Körperstellen manifestiert. Die bevorzugten Körperteile sind die Kleingelenke in den Zehen und in den Fingern.

Die primäre Gicht wird auf einen angeborenen Stoffwechseldefekt zurückgeführt, der durch renale Ausscheidungsstörung verursacht wird. Von dieser Gichtart sind zu 95% nur Männer betroffen.

Die sekundäre Gicht hängt mit Nierenfunktionsstörungen zusammen, die in den früheren Stadien klinisch selten manifest sind. Dabei kann der Harnsäurespiegel im Blut lange unauffällig bleiben.

Die akuten Gichtanfälle erfolgen meistens nachts oder frühmorgens und werden von heftigen Schmerzen in den Gelenken begleitet. Die Gelenke schwellen an, sind heiß und druckempfindlich.

Als Auslöser gelten purin- und eiweißreiche Nahrung, Alkoholgenuss, Unterkühlung oder körperliche Anstrengung.

Die chronische Gicht verläuft in vielen unregelmäßig auftretenden Schüben. Die abgelagerten Harnsäurekristalle führen mit der Zeit zu erheblichen Gelenkdeformationen, die im Spätstadium nur noch operativ korrigiert werden können.

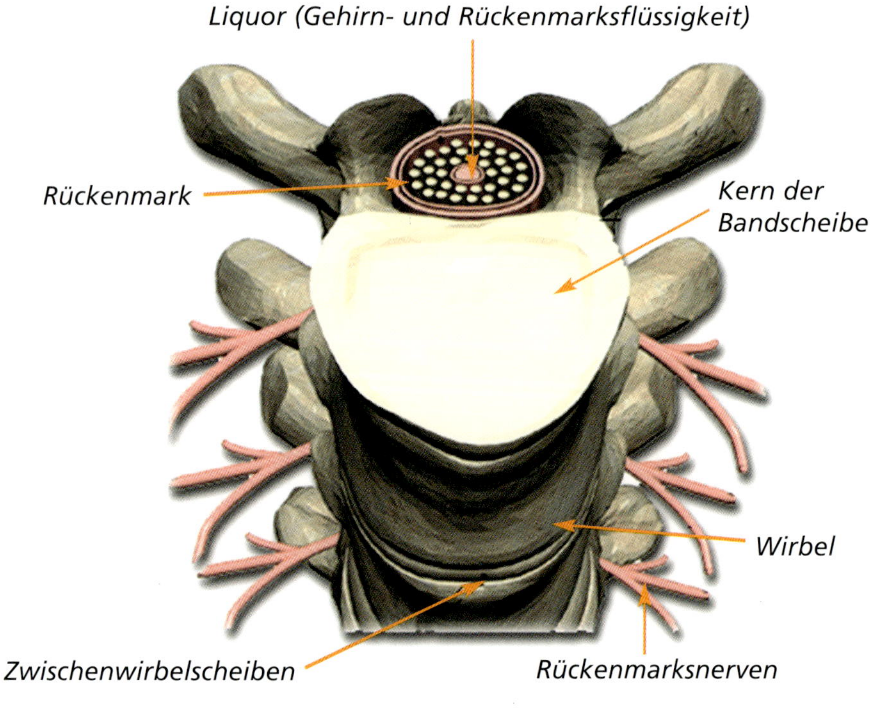

6.2 Bandscheibenschaden

Die Zwischenwirbelscheiben (Discus intervertebrales) bestehen aus einem straffen Faserring (Anulus fibrosus) und einem gallertigen Kern (Nucleus pulposus). Der Faserring setzt sich aus konzentrisch angeordneten kollagenen Fasern und Faserknorpeln zusammen. Dadurch wird der Gallertkern auf Spannung gehalten. Je nach Beugung und Streckung der Wirbelsäule verschiebt sich der Gallertkern innerhalb der Bandscheibe.

Insgesamt nimmt die Dicke der Zwischenwirbelscheiben von kranial nach kaudal zu. Sie wirken als Puffer bei der Bewegung und fangen Stauchungen sowie Erschütterungen der Wirbelsäule ab. Bei Belastung (z.B. im Stehen) werden die Bandscheiben zusammengedrückt und in Ruhelage (z.B. im Liegen) nehmen sie wieder ihre ursprüngliche Form an.

Im Laufe des Lebens lässt die Elastizität der Bandscheiben nach und es kommt nicht selten zu dem gefürchteten Bandscheibenprolaps, der meist operativ behandelt wird.

Ursächlich tragen verschiedene Faktoren zu Schäden an den Bandscheiben bei:

- Austrocknung aufgrund des verminderten Wassergehaltes
- Nährstoffmangel
- starke Abnutzung durch mechanische Beanspruchung bei bestimmten Berufen
- Bewegungsarmut
- Traumen und Verletzungen
- Übersäuerung des umliegenden Gewebes

Ein Bandscheibenschaden entsteht nicht von heute auf morgen. Es gehen ihm einige Beschwerden voraus, die sich als Druck und Schmerz im Rücken oder eingeschränkte Wendigkeit bei bestimmten Bewegungen ankündigen. Im Röntgenbild lassen sich Veränderungen an den einzelnen Wirbeln und Zwischenwirbelscheiben deutlich verfolgen.

Einen wichtigen diagnostischen Hinweis auf die beginnende Bandscheibendegeneration erhält man bei der Palpation der Haut über der Wirbelsäule. Beim Gesunden lässt sich die Haut mit Daumen und Zeigefinger noch einfach abheben, bei Degenerationen scheint sie dagegen „verklebt" zu sein.

6.3 Arthrosen

Durch ein Missverhältnis zwischen Beanspruchung und Leistungsfähigkeit der einzelnen Gelenkteile entstehen Abnutzungserscheinungen, die unter dem Begriff Arthrose bekannt sind. Diese degenerative Erkrankung resultiert primär aus einer zu starken Belastung der Gelenke – z.B. durch Übergewicht und durch Ablagerungen von aggressiven Säurekristallen, welche die sensible Gelenkschleimhaut angreifen und zu entzündlichen Reaktionen führen.

Die Symptome reichen von Spannungsgefühl, Steifigkeit und Belastungsschmerz bis hin zu Dauerschmerz, Fehlstellung und Muskelatrophie.

Infolge einer fortschreitenden Erosion des degenerierten Gelenkknorpels und durch die ständige Reibung trocken gewordener Gelenkteile gegeneinander ist die Gefahr einer schmerzhaften Synovitis mit Exsudatbildung gegeben.

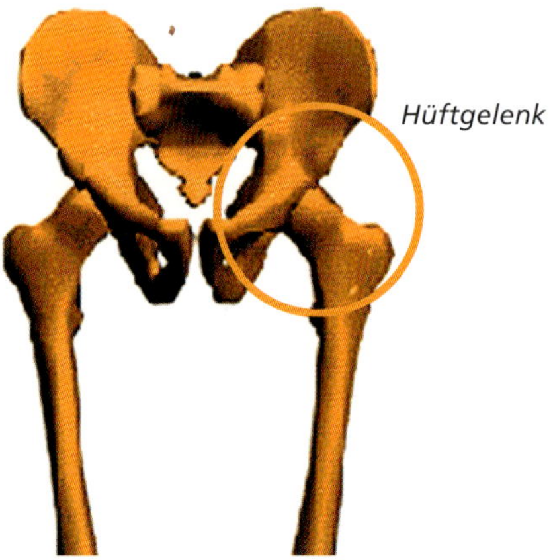

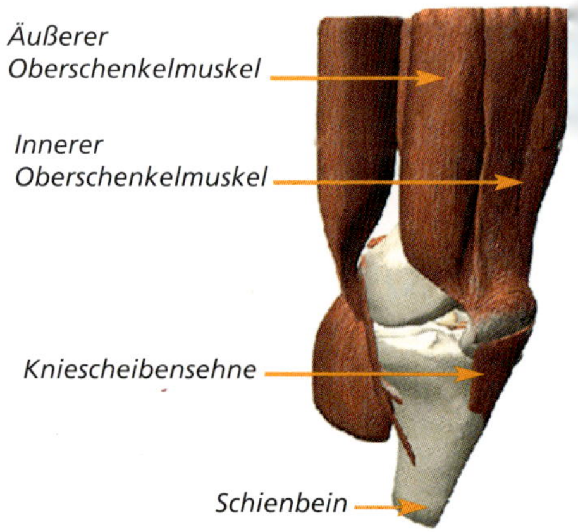

Coxarthrose

In Deutschland erhalten 150 000 bis 170 000 Patienten pro Jahr ein künstliches Hüftgelenk. Der Gelenkersatz hält allerdings nicht für ein ganzes Leben, sondern im Durchschnitt nur 10 bis 15 Jahre. Aus diesem Grund dient jede fünfte Operation einer Revision: Das verschlissene Kunstgelenk wird gegen ein neues ausgetauscht.

Die Manifestation einer Hüftgelenksarthrose erfolgt meist im höheren Lebensalter und nicht selten als posttraumatische Folge einer Schenkelhalsfraktur. Besonders prädisponiert dafür sind Frauen mit fortgeschrittener Osteoporose.

Gonarthrose

Durch Fehl- und Überbelastung eines der wichtigsten Gelenke (Kniegelenk) wird der Knorpel an seiner Oberfläche verletzt und verliert zunehmend an Widerstandskraft. Schätzungsweise hat jeder zweite Bundesbürger über 45 Jahre eine Gonarthrose und fast jeder der über 75 Jährigen.

Zu den typischen Begleiterscheinungen gehören:

- Anlaufbeschwerden
- Belastungsschmerz
- Bewegungseinschränkung
- Schwellungen bei begleitender Entzündung
- Kniegeräusche bei Bewegung
- Schwierigkeiten beim Treppensteigen (besonders treppab)

Im Endstadium einer Gonarthrose ist der Knorpel völlig abgerieben, das Knie steif und unnatürlich verformt. Neben der Funktionsprüfung und der Anamnese sind Arthroskopie, Röntgenuntersuchung und Computertomographie die wichtigsten diagnostischen Verfahren. Auch in der Iriszone kann ein erfahrener Augendiagnostiker Degenerations- und Entzündungszeichen erkennen (auf das Bein bei 6 Uhr achten).

6.4 Sportverletzungen

Verstauchungen, Prellungen, Verrenkungen, Blut- und Gelenkergüsse bis hin zu Frakturen – die Liste der Sportverletzungsfolgen ist sehr lang. Durch starke Belastung der Muskeln, Sehnen und Gelenke können mit der Zeit chronische Affektionen auftreten wie zum Beispiel entzündliche und degenerative Gelenksarthrosen, die sehr schmerzhaft verlaufen.

Leistungssportler sind nicht nur unfallgefährdet. Durch starke Überanspruchung der Muskeln wird vermehrt Milchsäure freigesetzt, die zum Teil auch ins Blut gelangt. Dadurch erhöht sich die Azidose-Gefahr, und das Risiko für Herzinfarkt oder Schlaganfall steigt. Um die anfallenden Säuren schneller zu neutralisieren, greift der Körper basische Depots an – zum Beispiel den Haarboden. In der Folge kommt es zum Haarausfall und vorzeitiger Glatzenbildung. Wer genau hinschaut, dem ist es schon längst aufgefallen: viele der jungen Männer, die Leistungssport treiben, haben kaum noch Kopfhaare.

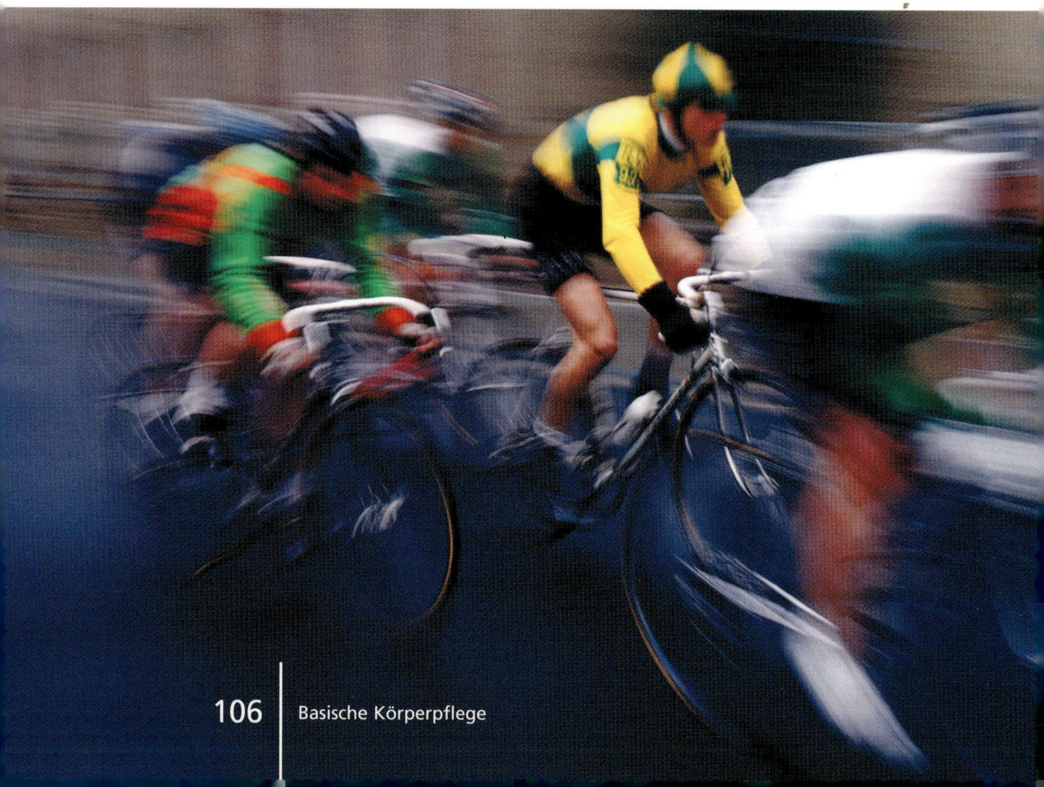

6.5 Myogelosen, Myalgien

Durch Muskelkontraktion wird Milchsäure gebildet. Bei Übersäuerung wird der Muskel härter, seine Bewegung kleiner und es kommt zum Muskelkater. Durch einseitige eiweißreiche Ernährung und Einlagerung überschüssiger Säuren (z.B. Harnsäure) im Muskelgewebe werden die Muskeln zunehmend druck- und schmerzempfindlich (Myalgie) oder es bilden sich hartnäckige Verhärtungen (Myogelosen), die man mit den Fingern genau palpieren kann.

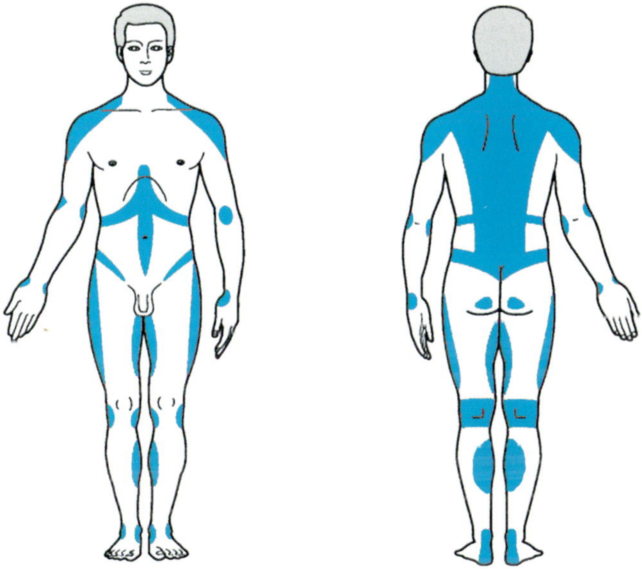

Schmerzlokalisation bei Myalgien

Zu weiteren Ursachen gehören u.a. Überanstrengung, Haltungsschäden, Traumen, Fibromyalgie, Autoimmunkrankheiten (z.B. Lupus erythematodes, Polymyalgia rheumatica), Stoffwechselkrankheiten (Morbus Addison), Entzündungen durch Infektionen und arterielle Verschlusskrankheiten.

Da Menschen mit Schmerzen und Verhärtungen der Muskulatur meist stark übersäuert sind, kann es auch zu anderen säurebedingten Symptomen kommen wie Kopf-, Nacken-, und Gelenkschmerzen, Morgensteifigkeit, Müdigkeit, unreine Haut, Gastritis, Mundgeruch u.v.m.

ANWENDUNGSMÖGLICHKEITEN

Bei allen Erkrankungen des Bewegungsapparates haben sich folgende Maßnahmen sehr gut bewährt:

1. Nierenentlastung. Durch Anregung der Nierenausscheidung werden mehr Harnsäure und andere Schlacken ausgeschwemmt. Der Patient sollte die Trinkmengen auf 2,5 bis 3 Liter täglich erhöhen und dabei auf gesüßte Getränke und Kaffee verzichten. Mineralwasser, Zinnkrauttee und gelegentlich Gemüsesäfte stellen die richtige Getränkeauswahl dar. Zusätzlich können pflanzliche bzw. homöopathische Diuretika die Ausscheidung harnpflichtiger Substanzen fördern, Ödeme im Gewebe abbauen und die allgemeine Mesenchymentschlackung über die Nieren verbessern.

Gezielte Wärmeanwendungen im Lendenwirbelbereich tragen zur verbesserten Nierenfunktion bei. Dadurch wird die Nierendurchblutung gefördert und die Harnausscheidung erleichtert.

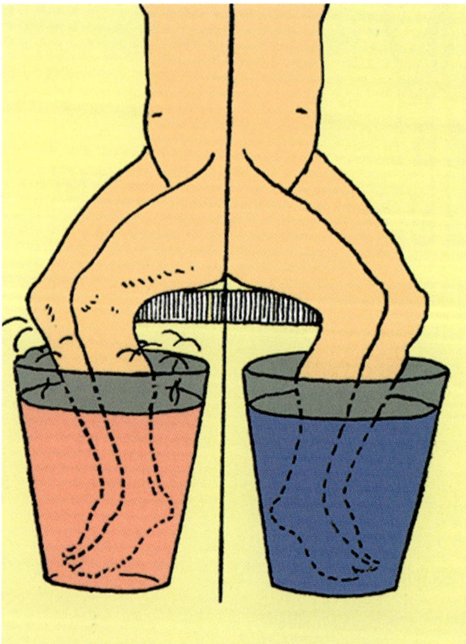

2. Basische Wasseranwendungen. Basische Vollbäder von 1 bis 3 Stunden Dauer entlasten nachhaltig das Bindegewebe, Muskeln und Gelenke. Nach dem Osmosegesetz werden überschüssige Säuren aus dem Körper durch die Hautporen ausgeschieden. Die Anwendungen sollten täglich bis 3 x wöchentlich durchgeführt werden. Der angenehme Nebeneffekt: eine konsequente Entlastung der Haut.

Sehr wirksam sind auch Wechselfußbäder (siehe Abb.). Beide Füße für eine Minute in einen Behälter mit warmem Wasser (ca. 37° C) tauchen, in dem 2 EL ***Basisches Badesalz*** aufgelöst wurden. Danach immer wieder kurz im kalten Wasser „abschrecken“. Anwendung: ca. 10-12 Min.

Bei einem akuten Gichtanfall in den Zehen helfen Salzsocken: 1EL ***Basisches Badesalz*** auf 1L warmes Wasser geben, Baumwollsocken darin tränken, auswringen, anziehen und 1 Paar trockene Wollsocken darüber ziehen, über Nacht tragen. Kurdauer: 1 – 2 Monate.

Bei Myalgien und „wandernden" Schmerzen im Körper bringt der basische Ganzkörperwickel Linderung der Beschwerden. Anwendungsart wie bereits beschrieben.

3. Ernährung. Eine grundlegende Ernährungsumstellung auf pflanzliche Kost und Vermeidung säurebildender Nahrungsmittel ist unumgänglich. Besonders wichtig ist der Verzicht auf tierisches Eiweiß (purinhaltige Nahrungsmittel), raffinierten Zucker und Kaffee!

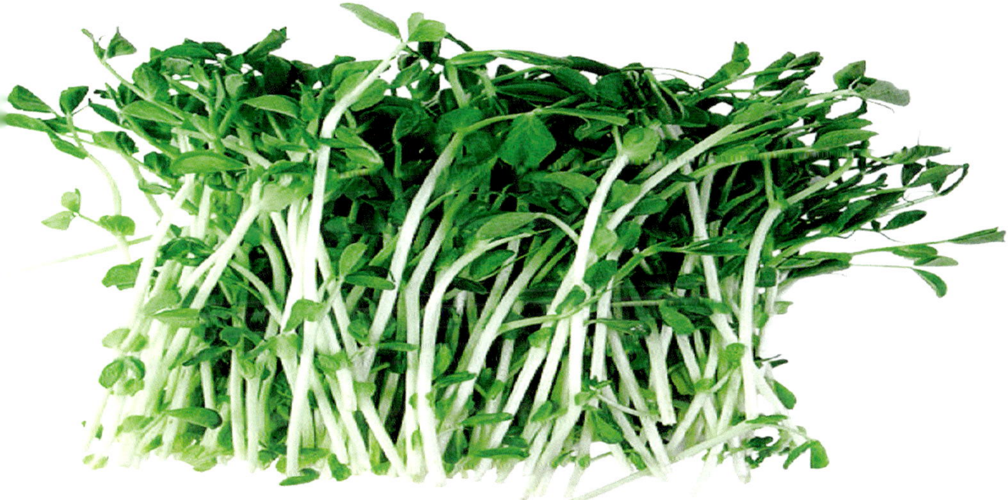

4. Entsäuerung mit Mineralstoffen. Da die meisten Menschen in der heutigen Zeit stark übersäuert sind, reicht allein eine Ernährungsumstellung nicht mehr aus, um den Mineralhaushalt vollständig auszugleichen. Empfehlenswert sind ausgewogene Mineralstoff-Kombinationen, die man als tägliche Nahrungsergänzung verzehrt. Bei Personen mit harnsaurer Diathese werden Mineralstoffpräparate sogar zum „konstitutionellen Mittel".

7. Osteoporose

Osteoporose ist zwar eine Erkrankung des Bewegungsapparates, doch aufgrund ihrer komplexen Ursachen sollte sie gesondert erläutert werden.

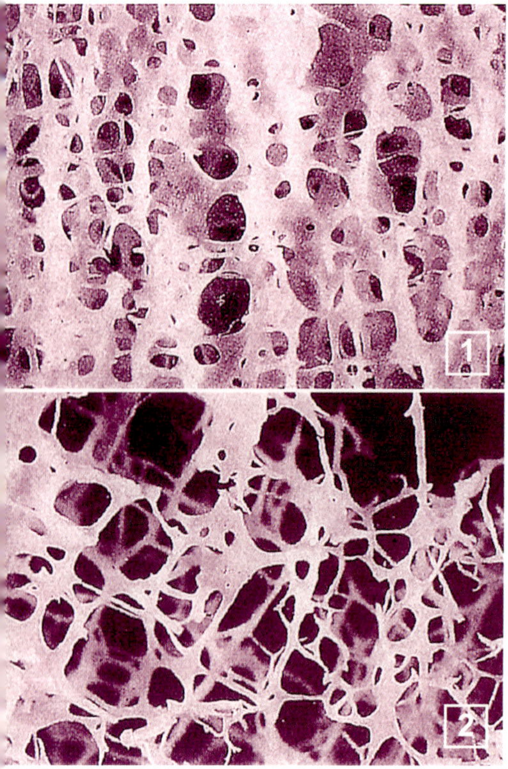

Darstellung der Wirbelkörperspongiosa
1. Normale Knochendichte
2. Knochendichte bei schwerer Osteoporose
Quelle: Pschyrembel

Die frühen Anzeichen einer beginnenden Osteoporose können bereits viele Jahre vor der eigentlichen klinischen Manifestation beobachtet werden. Dazu gehören z.B. eine länger bestehende Hyperkalzämie im Blut (z.B. im Blutsedimentationstest) und diffuse Rückenschmerzen bei Bewegung, die erst in Ruhe nachlassen.

Der Nachweis über Veränderungen der Knochendichte ist ein ungünstiger Hinweis über das Fortschreiten der Erkrankung. Besonders gefürchtet werden alle Wirbelkörper-, Oberschenkelhals- und Radiusfrakturen.

Millionen Frauen sind von der Osteoporose betroffen. Was ihnen meist nicht bewusst ist – der Abbau der Knochensubstanz kommt durch die gestörte Säuren-Basenbalance zustande. Die Selbstregulationsmechanismen im Körper nutzen die größten basischen Depots – die Knochen – zur Säureneutralisierung, indem sie dort kontinuierlich Calcium, Phosphor und andere Basen abbauen, um damit gefährlichen Azidosen entgegenzuwirken. Die mobilisierten Basen werden im Blut zum Unterhautgewebe und zu allen Organen geführt, die am stärksten verschlackt und von Azidosen betroffen sind. Das ist auch der Grund, warum das Blut hohe Calcium-Konzentrationen aufweist (Hyperkalzämie).

Über kaum eine Erkrankung kursieren so viele widersprüchliche medizinische Informationen wie über die Osteoporose.

4 Irrtümer zum Thema Osteoporose:

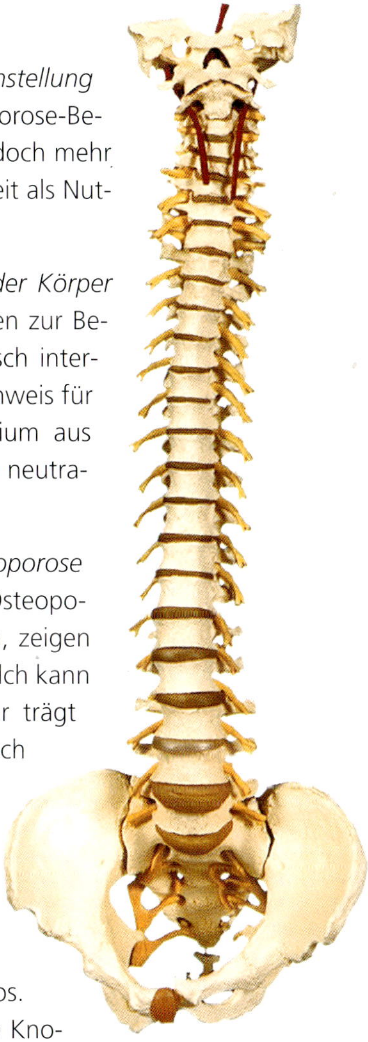

1. Osteoporose ist die Folge der hormonellen Umstellung bei Frauen in den Wechseljahren. Eine Osteoporose-Behandlung mit Östrogenen-Gestagenen bringt jedoch mehr Schaden und Nebenwirkungen für die Gesundheit als Nutzen.

2. Eine Hyperkalzämie im Blut bedeutet, dass der Körper über genug Calcium verfügt. Blutuntersuchungen zur Bestimmung von Calcium im Blut werden oft falsch interpretiert. Eine Hyperkalzämie ist ein deutlicher Hinweis für einen Calcium-Mangel! Der Körper baut Calcium aus den Knochen ab, um die anfallenden Säuren zu neutralisieren.

3. Ein regelmäßiger Milchverzehr beugt Osteoporose vor. Die Empfehlungen, Frauen sollen gegen Osteoporose viel Milch und Molkereiprodukte verzehren, zeigen fatale Wirkungen: Das wenige Calcium in der Milch kann den erhöhten Basenbedarf nicht decken, dafür trägt das tierische Eiweiß in den Milchprodukten zu noch mehr Übersäuerung und Calciumabbau bei. Die ersten Langzeitstudien zu diesem Thema bestätigen, dass der hohe Milchkonsum die Osteoporose weder verhindern, noch lindern kann.

4. Gegen Osteoporose helfen hohe Calcium-Gaben. Reine Calcium-Substitution ist wirkungslos. Ohne Vitamin D3 kann das Calcium nicht in die Knochen gelangen. Außerdem führt eine langfristige Calcium-Einnahme zum Abbau der Calcium-Antagonisten Magnesium und Kalium. Ein Grund, weshalb Frauen, die regelmäßig Calcium-Präparate einnehmen, zu Wadenkrämpfen und Herzrhythmusstörungen neigen, die als Folge von Magnesium- bzw. Kaliummangel auftreten.

ANWENDUNGSMÖGLICHKEITEN

1. Umstellung der Ernährung auf pflanzliche, vitaminreiche Kost. Verzicht auf tierisches Eiweiß und Industriezucker.

2. Basensubstitution. Wichtig sind nicht nur Calcium und Vitamin D3, sondern alle Vitamine, Mineralstoffe und Spurenelemente in einer ausgewogenen Zusammensetzung.

3. Regelmäßige Bewegung trägt zum Abbau von Schlacken bei und verhindert, dass sich zu viel aggressive Milchsäure im Muskelgewebe einlagert.

4. Basische Bäder sind ein hervorragendes Mittel zur regelmäßigen Entschlackung und Entsäuerung des Körpers über die Haut. Als Alternative können auch basische Ganzkörperwickel vorgenommen werden. Nach den Anwendungen großflächig ***Basische Körpermilch*** auftragen.

Durch systematische Entsäuerung von innen und von außen werden Rückenschmerzen gelindert, harte Myogelosen abgebaut und der Basenraub aus den Knochen gestoppt. Je früher man mit den Anwendungen beginnt, desto größer ist die Chance, die gefürchteten Komplikationen und Spätfolgen der Osteoporose zu verhindern.

Basische Vollbäder sind eine sinnvolle Möglichkeit, den eigenen Körper regelmäßig zu entschlacken. Es empfiehlt sich, bereits in den jungen Jahren damit zu beginnen.

Für alle Frauen, die basische Bäder präventiv gegen Osteoporose anwenden, ergeben sich noch weitere Vorteile:

1. Die Haut wird entlastet, sie erhält ihre ursprüngliche Feuchtigkeit und Spannkraft wieder.

2. Durch den Schlackenabbau und die Entsäuerung wird Cellulite wirksam verhindert bzw. reduziert.

3. Durch Entschlackung wird das allgemeine Wohlbefinden gesteigert.

Referenzen

Von Christian Foulds-Saupe - Physiotherapeut

Seit 2001 habe ich eine eigene Praxis für Physiotherapie in Stolberg (Rhld.) in der Nähe von Aachen, in welcher ich adjuvant basische Anwendungen anbiete. Der Erfolg durch diese Therapieform hat sich auch überregional herumgesprochen. Hier einige Behandlungsbeispiele:

Rückenbeschwerden

1. Die Patientin K. stellte sich mit Rückenbeschwerden vor. Bei der Anamnese erzählte sie mit Stolz, dass sie sich gesund ernähre und jeden Abend einen großen Teller Obst esse. Dabei bedachte sie nicht, dass rohes Obst Gärungsprozesse im Verdauungstrakt auslöst, was reflektorische Verspannungen der Rückenmuskulatur zur Folge hat.

Als Therapie empfahl ich ihr basische Wickel für den Bauch und Rücken sowie Wärmeanwendung mit einer Wärmflasche. Weiterhin sollte sie Obst nur als Vorspeise oder morgens auf nüchternen Magen essen. Nach 3 bis 4 Tagen hatte sie keine Rückenschmerzen mehr, obwohl sie über viele Monate darunter gelitten und keine Therapie bis dahin angeschlagen hatte.

2. Meine damalige Mitarbeiterin hatte sich am Wochenende bei der Gartenarbeit übernommen und bekam einen Hexenschuss. Sie meldete sich telefonisch ab. Bei dieser Gelegenheit empfahl ich ihr, ein in Salzwasser getränktes Tuch auf den schmerzhaften Bereich zu legen. Eine Wärmflasche sorgte für die konstante Temperatur. Nach zwei Stunden rief sie wieder an. Das weiße Tuch verfärbte sich schwarz, und die Schmerzen verschwanden.

3. Patient B.: „Meine Rückenprobleme (L4/L5/S1) hatte ich schon in den jungen Jahren. Von Jahr zu Jahr wurde es schlimmer, so dass ich 1995 operiert werden musste. Das Hauptproblem war durch die Operation zwar beseitigt, nur kamen dann die Nervenschmerzen hinzu. Es war ein sog. Ruheschmerz, so dass ich nachts nicht mehr schlafen konnte. Der Besuch beim Neurologen brachte keine Besserung. Mein Hausarzt verordnete mir Physiotherapie. Dort erfuhr ich einiges über die Auswirkung der Säuren und Basen auf den Körper und begann mit Wasseranwendungen mit ***Basischem Badesalz***. Schon bald spürte ich eine deutliche Besserung und konnte nachts wieder schlafen. Ich werde weiterhin basische Teil- bzw. Vollbäder nehmen, denn ich bin überzeugt davon, dass die Linderung der Beschwerden anhält bzw. noch zunehmen wird."

Hauterkrankungen, Akne, Neurodermitis, Sonnenbrand

Hier fällt mir sofort das Beispiel einer jungen Polizistin ein, die sich bei mir mit Rückenproblemen vorstellte. Durch ihre Arbeit (Schichtdienst, Zeitdruck, Stress) und Ausdauersport während der Freizeit war ihr Körper total übersäuert. Man konnte es ihr direkt im Gesicht ansehen: Hautverunreinigungen und Akne. Parallel zur Physiotherapie empfahl ich ihr Entsäuerung mit ***Basischem Badesalz***. Zunächst Fußbäder und nach 8 - 10 Tagen Vollbäder. Nach gut einem Jahr zeigte sich eine deutliche Besserung der Hautbeschaffenheit im Gesicht. Sie nahm auch später regelmäßig diese Anwendungen in Anspruch und benutzte auch andere basische Körperpflegemittel wie ***Aufbau-, Tages-, Nachtcreme, Gesichtstonic*** und ***Reinigungsmilch.***

Erkältungskrankheiten

Die eigene Erfahrung sowie die meiner Patienten zeigen, dass bei Erkältungen und infektiösen Atemwegsbeschwerden ein Vollbad mit ***Basischem Badesalz*** eine sehr schnelle Linderung herbeiführt. Eine Patientin berichtete, dass sie ihre Kinder regelmäßig bei Erkältungen mit in Salzwasser getränkten T-Shirts oder Vollbädern versorgt. Sie erzählte mit Freude, dass sie hierdurch das Geld für Erkältungsmedikamente einspart.

Nagel-, Fußpilz

Bei vielen, vor allem älteren Patienten kann ich Nagelpilz an den Füßen beobachten. Dies hat nichts mit mangelnder Hygiene zu tun, sondern mit der starken Übersäuerung des Körpers im hohen Alter, der dann als idealer Nährboden für Pilze dient. Hier fällt mit sofort das Beispiel von einem Berufsfeuerwehrmann ein, der durch seinen Beruf bedient Sicherheitsstiefel tragen musste. Die Füße zeigten tiefe, sehr schmerzhafte Einrisse an den Fersen, die trotz intensiver Behandlung mit Salben und anderen herkömmlichen Cremes nicht abheilen wollten. Nach 6-monatiger intensiver Fußbad-Anwendung mit ***Basischem Badesalz*** hat sich die Haut komplett erholt.

Warzen

Bei der Behandlung des Patienten W. stellte ich mehrere Warzen am rechten Fuß fest. Bei dem Patienten lag keine familiäre Disposition vor. Behandlung: Salzsocken für die Nacht. Nach 4 Wochen stellte er zu seiner Überraschung fest, dass keine Warzen mehr an seinen Fußsohlen vorhanden waren.

Stumpfe Traumata und Sportverletzungen

Da ich Sportphysiotherapeut bin und aus diesem Grunde auch Sportler betreue, kann ich auch hier von einigen erfolgreichen Behandlungen berichten. Ich nutze die Eigenschaften des ***Basischen Badesalzes*** für die Entsäuerungstherapie bei Sportlern. Wie mir Fußballer und Marathonläufer berichten, eignet sich das ***Basische Badesalz*** ausgezeichnet dafür, nach anstrengenden Wettkämpfen die Muskulatur sowie den Organismus zu entsäuern und somit das Verletzungsrisiko von Muskelhartspann, -verhärtungen, -zerrungen, und -faserrissen enorm zu senken.

Da ich einige Physiotherapeuten von Fußballlizenzmannschaften kenne, habe ich diese auch mit dem ***Basischen Badesalz*** versorgt. Die Resonanz war durchweg positiv. Ein Physiotherapeut erzählte mir, seit er das Salz für die Regeneration einsetze, sind Muskelverletzungen auf ein Minimum zurückgegangen.

Ein Marathonläufer berichtete, durch die regelmäßige Anwendung mit ***Basischem Badesalz*** (Vollbäder, Fußbäder, Salzsocken) nach Wettkämpfen und langen Trainingsläufen reduziere sich die Erholungszeit für ihn sehr deutlich.

In meiner Praxis arbeitet ein Masseur, der zuerst über die Wirkung des ***Basischen Badesalzes*** bei akuten, stumpfen Traumata sehr skeptisch war. Einmal überrollte mein Auto unglücklicherweise seinen Fuß, während wir das Fahrzeug ausgeladen haben. Der Fuß schwoll stark an. Nun legte der Kollege um seinen Fuß in kaltem Salzwasser getränkte Bandagen. Zu seiner Überraschung war der Fuß am nächsten Morgen total abgeschwollen und wieder voll belastbar.

Patienten unter Cortison-Therapie

Cortisonpatienten sind hauptsächlich Schmerzpatienten. Durch starke Übersäuerung sind die freien Nervenendigungen und Schmerzrezeptoren so empfindlich, dass die Schmerzen deutlich wahrgenommen werden. Gerade hier liegt die Stärke der Behandlung mit ***Basischem Badesalz***. Patientin G. berichtet: „Ich leide seit fast 35 Jahren unter Schuppenflechte. Besonders betroffen ist meine rechte Wade. Ich benutze die vom Hautarzt verschriebene Cortisonsalbe. Leider macht Cortison auf die Dauer die Haut sehr dünn. Teilweise war die Haut auf meinen Beinen so dünn, dass ich den Venenverlauf genau erkennen konnte. Dann hörte ich was vom ***Basischen Badesalz***. Klasse, streut man das aufs Frühstücksei? Hier will man mir bestimmt einen Bären aufbinden - dachte ich - man soll sogar Fußbäder, Sitz- und Vollbäder damit machen, um den Körper zu entsäuern. Das Einzige, was ich entsäuern könnte, wäre mein Gemüt. Dann habe ich nach aller Skepsis einmal wöchentlich ein Sitzbad und jeden zweiten Tag Salzwickel durchgeführt. Siehe da, die Haut auf meinen Beinen wurde wieder dicker (keine Landkarte mehr!). Die Schuppenflechte wurde auch besser, und ich denke irgendwann wird sie ganz verschwunden sein. Das Einzige, was ich entsäuern könnte, wäre mein Gemüt. Dann habe ich nach aller Skepsis einmal wöchentlich ein Sitzbad und jeden zweiten Tag Salzwickel durchgeführt. Siehe da, die Haut auf meinen Beinen wurde wieder dicker (keine Landkarte mehr!). Die Schuppenflechte wurde auch besser, und ich denke irgendwann wird sie ganz verschwunden sein. Außerdem fühle ich mich anders, nach dem Sitzbad oder den Wickeln fühlt sich meine Haut richtig gut an. Ich kann`s jedem nur empfehlen."

Gefäßpatienten

Viele Gefäßpatienten leiden unter Schwellung, Schmerzen und Druck in den Beinen. Einige Patienten berichten, ihre Lebensqualität sei so stark eingeschränkt ist, dass sie nicht einmal normale Schuhe tragen können. Bei diesen Patienten haben sich vor allem die Salzwickel für die gesamten Beine gut bewährt. Hierdurch wird der venöse Rückstau vermieden, sowie der lymphatische Rückfluss unterstützt. Bei den Anwendungen ist es sehr wichtig, viel zu trinken, da der Körper stark übersäuert ist. Der Toilettendrang nach der Anwendung ist normal. Auch der Leberwickel hat sich dabei gut bewährt. Hier wird ein in Salzwasser getränktes Tuch unterhalb des rechten Rippenbogens auf die Lebergegend gelegt. Um die Wirkung zu verstärken, kommt noch eine Wärmeflasche darauf. Dadurch wird die Entgiftung des Körpers zusätzlich angekurbelt.

Übergewicht

Patientin C - 31 Jahre. Ihr Gewicht betrug bei der Aufnahme 85 kg bei einer Körpergröße von 175 cm. Ihr Körper war stark übersäuert und verschlackt: Körpergeruch, Schweißfüße, aufgeschwollenes Gesicht mit Pickeln und roten Flecken, Muskel- und Rückenschmerzen, Sehnenscheidenentzündungen, trockene Haare, Haarausfall, brüchige Fingernägel, Neigung zur Verstopfung, schwaches Bindegewebe, Zahnfleischbluten. Anwendungen: Am Anfang täglich Fußbäder, später 2 bis 3 x wöchentlich. Bei Zeitmangel wurden ersatzweise Salzsocken angewendet. Nach 2 Monaten wurde Cola und Kaffee ganzweggelassen. Nach 6 Mo. begann sie regelmäßig mit basischen Vollbäder, mindestens 1x pro Woche. Resultat: Reduktion des Körpergewichts um 25 kg auf 60kg Gesamtgewicht, kein Körpergeruch mehr, kein Zahnfleischbluten und keine übermäßige Schweißsekretion. Wieder gesunde Haut und Fingernägel, volles, glänzendes, seidiges Haar ohne Haarausfall. Keine Gefäßschmerzen in den Beinen.

Schlafstörungen

Vielen Patienten mit Schlafstörungen konnte ich mit Hilfe des ***Basischen Badesalzes*** helfen. Eine Patientin klagte seit 25 Jahren über Schlafstörungen. Als ich sie sah, wurde mir klar, dass sie sehr stark übersäuert war. Nach dem ersten basischen Fußbad spürte sie eine Besserung. Nach einer Woche konnte sie endlich wieder durchschlafen.

Entgiftungstherapie

Das ***Basische Badesalz*** entsäuert nicht nur, sondern entgiftet auch den Körper. Bei stark übersäuerten Patienten ist sehr wichtig, langsam mit der Entgiftung zu beginnen und diese durch reichliche Aufnahme von Flüssigkeit zu unterstützen.

Von Barbara Gregorius - Ernährungsberaterin - Bopfingen

Seit ungefähr 1 Jahr arbeite ich mit *Basischem Basensalz*. Ich empfehle die Anwendung von Vollbädern, Fuß/Handbädern und Leberwickel zur Unterstützung von Gewichtsreduktionen und Ernährungsumstellungen. Meine Erfahrungen sind auf diesem Gebiet überaus positiv.

In Zusammenarbeit mit einer Heilpraktikerin führte der Einsatz von Basischem Badesalz bei der Behandlung von Psoriasis, Ekzemen und Pilzerkrankungen zu sehr guten Erfolgen.

Bei Hauterkrankungen bringen *Basisches Duschgel* und *Basisches Shampoo* weitere Besserungen.

Ich wünsche mir, dass die Anwendungsmöglichkeiten für *Basisches Badesalz* und basische Kosmetik bekannter werden, damit vielen Betroffenen geholfen werden kann.

Von Waltraud Lorenz - Kosmetikerin aus Dürnau

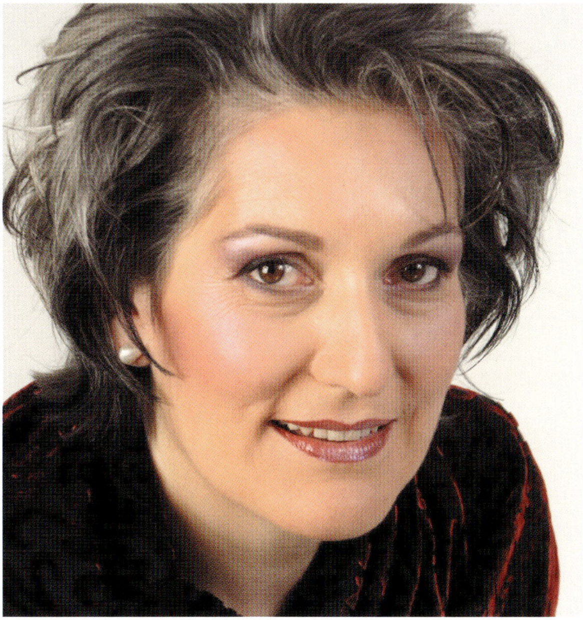

Seit über 2 Jahren arbeite ich nur noch mit Basischer Kosmetik, da ein Make-up oder ein natürlich gestaltetes Gesicht erst bei optimaler Hautbeschaffenheit effektiv zur Geltung kommt.

Zunächst begeisterte mich das *Basische Gesichtspeeling* mit einem pH-Wert von 8,0 das sich herrlich zum täglichen Peelen und zur Anregung der Selbstreinigung der Haut einsetzen lässt.

Rasch konnte ich sehen, wie bei Kunden mit unreiner Haut und vor allem mit fettiger Haut sich das Hautbild normalisierte!

Die gute reinigende Wirkung und das wunderbar erfrischende Gefühl danach schätze ich im Besonderen. Kunden mit trockener Haut sind von den pflegenden Cremes vollkommen überzeugt und berichten: „Endlich habe ich das Gefühl, dass nichts mehr spannt und die Pflege wirklich ausreicht!"

Gerade Kunden mit Neurodermitis haben ja oft eine Odyssee bzgl. Salben und Cremes hinter sich - die *Basische Körpermilch* pH 7,5 wird dabei in hohem Maße akzeptiert und gerne genommen, ganz einfach deshalb, weil sich das Befinden der Haut deutlich verbessert. Kurz gesagt, ist die sich rasch einstellende Eigenregulierung der Haut für mich der Aspekt, warum ich diese basischen Produkte selbst benütze und erfolgreich vertreibe!

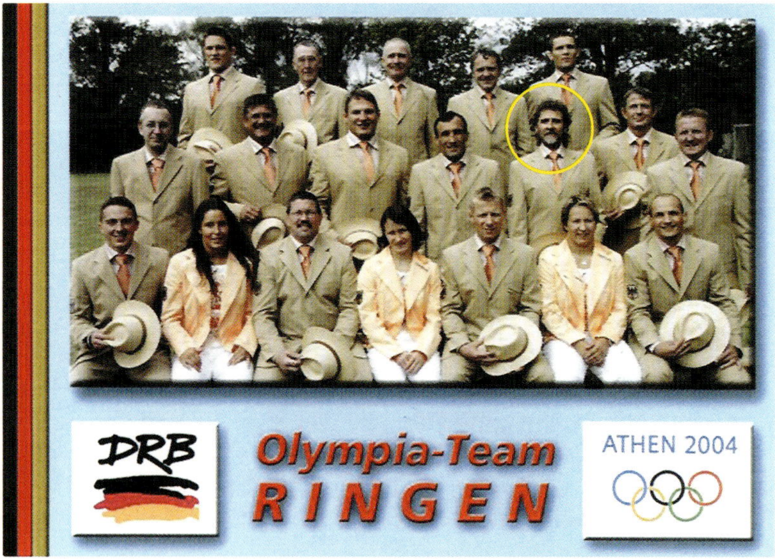

Von Reinhard Trageser Physiotherapeut

Mein Name ist Reinhard „Fritz" Trageser, ich bin als Physiotherapeut beim Deutschen Ringer Bund (DRB) für die Frauen und die Freistil-Männer-Nationalmannschaft verantwortlich. Ferner betreibe ich in meinem Heimatort Alzenau-Michelbach eine Praxis für physikalische Therapie.

Vor ca. 2 Jahren lernte ich auf einer Weiterbildungsveranstaltung im Rahmen eines Vortrages von Fr. Steiner das ***Basische Badesalz*** kennen. Neugierig geworden, habe ich dann in meiner Praxis bzw. bei meinen Sportlerinnen und Sportlern (keineswegs nur Ringer, sondern auch Fußball-, Handballspieler und Leichtathleten) das ***Basische Badesalz*** eingesetzt. Einige Beispiele sollen den positiven Eindruck, den ich seit dieser Zeit bekommen habe, verdeutlichen:

1. Patientin - 39 Jahre: Akuter Bandscheibenvorfall L4/5. Starke Schmerzen und Taubheitsgefühl in den Zehen. Vom Arzt wurde absolute Ruhe verordnet und keine physikalische Therapie. Nach Absprache mit der Patientin hat diese jeden Tag ein Vollbad mit ***Basischem Badesalz*** genommen. Hierbei zeigte sich schon nach 1 Woche eine deutliche Besserung des Beschwerdebildes und nach 2 Wo. war die Patientin weitgehend schmerzfrei, wobei auch das Taubheitsgefühl in den Zehen erheblich nachgelassen hatte.

2. Patientin - 37 Jahre: Akutes Supinationstrauma am linken Sprunggelenk. Die Patientin erschien unmittelbar nach dem Trauma in meiner Praxis und wurde vom Ehemann gestützt. Als Sofortmaßnahme setzte ich einen feuchten, kalten Wickel mit ***Basischem Badesalz***. Begleitend habe ich das Sprunggelenk mit *Microcurrent* (Clinik Master) behandelt. Nach dieser Therapie legte ich noch einen Kompressionsverband ebenfalls mit ***Basischem Badesalz*** (feucht, kalt) über Nacht an. Am nächsten Morgen kam die Patientin ohne Ehemann allein und nur noch mäßig humpelnd zur Behandlung. Die Schmerzen waren deutlich zurückgegangen (von ca. 8-9 auf der Schmerzskala am Vorabend auf ca. 2-3 am nächsten Morgen). Auch war nur eine wirklich mäßige Schwellung der Kapsel zu beobachten. In der Folgezeit habe ich akute wie subakute und akute Distorsionen, Contusionen usw. mit großem Erfolg therapiert.

3. Patient - 58 Jahre, mitte Dezember 2003: Dg. Hallux und Hammerzehen-OP. Ca. 2 Wochen nach der Operation kommt der Patient zur Behandlung in meine Praxis. Das Wundgebiet zeigt sich stark gerötet, der Fuß einschließlich Sprunggelenk massiv geschwollen und die Haut stark glänzend und feucht. Da Verdacht auf Sudeck bestand, wurde vom Arzt nur Elektrotherapie mit Eispackungen verordnet. Meine Praxis war zwischen den Jahren 2 Wochen geschlossen. Aus diesem Grund habe ich in Absprache mit dem Arzt und dem Patienten für diese Zeit täglich Bäder mit ***Basischem Badesalz*** empfohlen. Anfang Januar war der Fuß nicht mehr wieder zu erkennen. Die Schwellung war deutlich weniger. Die Rötung war gänzlich verschwunden. Die Haut war völlig normal und trocken.

4. Auch im Bereich der Regeneration habe ich große Erfolge mit ***Basischem Badesalz*** erzielen können. Nach einem intensiven Training tragen viele meiner Sportlerinnen und Sportler zur besseren Regeneration über Nacht Salzsocken, die im ***Basischen Badesalz*** getränkt wurden.

Von Jörg A. Mietz - Heilpraktiker - Gelsenkirchen-Buer

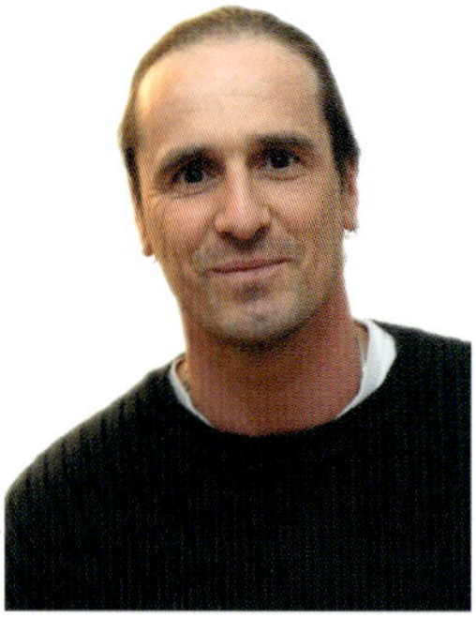

Seit Jahren liegt der Schwerpunkt unserer Praxisarbeit bei akuten und chronischen Erkrankungen des Bewegungsapparates, Stoffwechselerkrankungen und Erkrankungen des allergischen Formenkreises. Dabei spielt ein gestörter Säuren-Basen-Haushalt oft eine entscheidende Rolle. Eine Ausleitung der sauren Stoffe über die Haut mittels Basensalze ist eine Standardtherapie in unserer Praxis. Auch bei allen Arten von allergischen Hautreaktionen ist eine äußerliche Basentherapie (Basensalz, basische Kosmetik) unumgänglich. Sehr gute Erfahrungen machen wir damit bei Neurodermitis, Psoriasis und Herpes zoster. Selbst bei hoch belasteten und schwachen Patienten ist eine Ausleitung von Säuren und Giftstoffen über die Haut und somit eine Entlastung der Nieren ohne Probleme möglich.

Im Bereich des Bewegungsapparat sind besonders starke Entlastungen möglich, wie das Beispiel eines Kollegen zeigt: Heilpraktiker S. läuft in seiner Freizeit gerne Marathon. Nach jedem Lauf konnte er sich für mehrere Tage kaum noch ohne Schmerzen bewegen. Mittlerweile nimmt er nach dem Marathon ein *Basisches Bad* und geht am nächsten Tag wieder joggen.

Einen besonderen Fall möchte ich Ihnen nicht vorenthalten: Herr A. litt an einem Prostatakarzinom im Spätstadium, das mehrfach mit Chemotherapie und Analgetika behandelt wurde. Begleitend zu seiner schweren Erkrankung entwickelte Herr B. eine schon mehrere Wochen andauernde, ausgedehnte Phlegmone beider Unterschenkel. Sie waren bretthart geschwollen, und sehr schmerzhaft. Die Therapie bestand ausschließlich aus basischen Fußbädern und basischer Hautcreme. Nach nur 10 Tagen mit waren die Symptome verschwunden. Solche Erfolge sind keine Seltenheit.

Wir erfüllen genau das, was sich die Naturheilkunde auf die Fahne geschrieben hat: „Zuerst nicht schaden!"

Von Prim. Dr. Henry Puff

FA für Orthopädie und orthopädische Chirurgie

Arzt für physikalische Therapie und Ernährungsmedizin

Ärztlicher Leiter des Reha-Zentrums A-9330 Althofen, Moorweg 30

Tel.: +0043 (0) 4262 - 2071 - 565 • FAX: 554

e-mail: henry.puff@humanomed.co.at

Internet: helga.orasch@humanomed.co.at

Basische Bäder in Kombination mit niederfrequenten modulierten Wechselströmen (Mikroampereströme).

Eine basische Oberflächenbehandlung zusammen mit gleichgerichteten Strömen bewirken eine Umkehr der Säurewanderung und veranlassen daher eine Normalisierung und Gesundung der Körperflüssigkeiten in den basischen Bereichen. Des Weiteren wird durch eine solche kombinierte Behandlung von basischen Bädern mit niederfrequenten modulierten Wechselströmen (Ionenbäder) durch Stoppen der Säureflut Schmerzlinderung erzielt. Säuren und andere Zellgifte werden durch diese Methode ausgeleitet. Sie hilft nach unseren Erfahrungen bei allen funktionalen Störungen des Körpers, da diese stets von einer Übersäuerung begleitet sind.

Wir konnten in unserer Klinik im Laufe der letzten Jahre die Erfahrung gewinnen, dass Patienten des orthopadisch-traumatologisch neurochirurgischen Fachbereichs, die mit Ionenbädern komplementär behandelt wurden, deutlich empfänglicher für die schulmedizinisch physikalisch-therapeutischen Anwendungen waren. Damit waren aber durchwegs auch die Ergebnisse im Rahmen von postoperativen Rehabilitationsbehandlungen nach gelenksersetzenden wie gelenkserhaltenden bzw. WS-Operationen signifikant besser. Evaluiert wurden die Ergebnisse mit Hilfe spezifischer, wissenschaftlich fundierter Testmethoden, wie z.B. 10 Meter Gehtest, Up and GO - Test, visuelle Analogskala, Staffelsteinscore.

Begründet ist die Wirksamkeit von Strombehandlungen in Kombination mit Basischen Bädern – nicht nur Vollbäder sondern auch Teilbäder von Extremitäten – in der raschen Regeneration des leitenden Gewebes. Funktioniert die Zellkommunikation, wird die grundsätzliche Behandlung sowohl innerer Organe wie auch des Integuments noch effektiver. Vor allem Patienten nach schweren Operationen, aber auch Hochleistungssportler regenerieren mit Hilfe dieser Therapieform rascher, weil sich auch eine schwere Azidose (Übersäuerung) im Gewebe und in den Zellflüssigkeiten rasch umkehren lässt.

Gegen Krankheit sind wir versichert, für die Gesundheit können wir selber sorgen!

Ein Nachwort von Dr. H. Puff

In den vergangenen Jahrzehnten ist durch das Zusammenwirken von Wissenschaft, Technik und Gesundheitsfürsorge ein noch nie gekanntes Niveau in der Versorgung der Menschen erreicht worden. So stellt sich die moderne Medizin als eine Reihe spektakulärer Erfolge dar, wie: Transplantation ganzer Organsysteme, feinst abgestimmte Hormonsubstitutionen, extracorporale Befruchtung, endoskopisches, minimal invasives Operieren, computergesteuerte chirurgische Eingriffe, Kernspintomographie, Laseranwendungen etc. um nur einige zu nennen.

Diese Medizin steht im Mittelpunkt des Medieninteresses und der offiziellen wirtschaftlichen Förderung, ihre Anwendung wird den Patienten weitgehend von den Kostenträgern erstattet. Sie ist eine direkte Fortentwicklung sowohl der im 19. Jahrhundert begonnenen naturwissenschaftlichen Medizin wie auch der Technologie der letzten Jahrzehnte. Dies stellt uns aber auch vor komplexe ethische Herausforderungen. Ethik ist keine Sonderdisziplin, die am Rande des heilenden und helfenden Handelns existiert und ausschließlich an Fachleute deligiert werden könnte. Ethische Aspekte bestimmen unser alltägliches Handeln - und sollten deshalb bewußt gemacht werden.

Behandlungsfortschritte durch rapide Zunahme des medizinischen Wissens und Könnens implizieren natürlich auch ethische Konfliktsituationen in vielen Bereichen. Dieser unser Fortschritt fordert in bisher unbekanntem Ausmaß Entscheidungen über Geburt und Tod.

Die Möglichkeiten, Leben zu retten und zu verlängern, haben sowohl am Lebensanfang wie am Lebensende dank intensiver Forschungen enorm zugenommen.

Wir müssen alle darauf achten, dass die soziale und medizinische Betreuung hinter all den Hightech-Apparaten, die uns der technische Fortschritt gebracht hat, nicht sprachlos wird, dass unsere Hightech-Medizin nicht uferlos wird, dass damit der menschliche Umgang nicht abhanden kommt.

Es ist ja nicht wirklich zu rechtfertigen, dass der Arzt hinter Technik und Apparaten verschwindet, womit die Krankheit, das Leiden, aber auch die Heilung ihr menschliches Maß verlieren. Daneben ist die ständige, seit Jahrzehnten anhaltende, frustrane Diskussion über die Finanzierbarkeit des Gesundheitswesens nicht wirklich gerechtfertigt. Denn unbestritten ist, dass neben dem Mainstream an medizinisch-diagnostischen und therapeutischen Entwicklungen auch eine Reihe von Nebenwegen verschiedenster Art evident sind, die meist ohne wirkliche Berührung nebeneinander herliefen und laufen: die Homotoxikologie und die Homöopathie, die Phytotherapie, verschiedenste Körpertechniken, um nur einige beispielgebend zu nennen. Solche Verfahren standen und stehen seit der Entwicklung der naturwissenschaftlichen Medizin in deren Schatten, weil fehlende Wirksamkeit oder allenfalls sogenannter Placeboeffekt angeschuldigt werden. Meistens verfügen sie nicht über ein naturwissenschaftlich akzeptiertes Wirkmodell.

Nun ist es aber gerade in diesem Zusammenhang enorm wichtig, den Begriff Gesundheit zu diskutieren, allenfalls neu zu definieren.

Was ist das höchste Glück auf Erden? Gesund zu sein? Ich sage nein! Höchstes Glück auf Erden ist, Gesund zu werden! (Goethe).

Gesundheit wird uns also nicht in die Wiege gelegt, sondern Gesundheit muss von jedem Einzelnen täglich neu erarbeitet werden.

Der Arzt selbst in seiner ursprünglichen Form sollte ein Unterstützer der salutogenitischen Kräfte im Menschen sein, zu deren Förderung ihm viele Wege offen stehen. Der wichtigste davon ist der zu einer ganzheitlichen Sicht des Krankseins und zu einem ganzheitlichen Weg zur Heilung.

Genauso, wie es im historischen tiefen Mittelalter neue Impulse für eine Wende in eine hellere, freiere, menschenwürdigere Zeit gegeben hat, so können wir auch heute solche Tendenzen erkennen und fördern. Es passiert also eine Renaissance im Sinne der Wiedergeburt klassischer Werte für die Medizin. Dies ist das Zusammenspiel der verschiedenen Wissenschaften, eine Verbindung von Natur und Kunst, eine globale, ganzheitliche Vision des Menschen und der Welt. In der Medizin weitet sich der Horizont, sowohl im Sinne ausgedehnter Naturerforschung als auch im Sinne einer geistigen, spirituellen Dimension, die sich nicht nur auf die materiellen Aspekte der Heilkunde allein beschränkt. Ein weiterer Horizont bringt immer auch mehr Toleranz, Verständnis und mehr Offenheit für einen Dialog mit sich.

Zum Dialog fähig ist nur derjenige, der sich auch selbst hinterfragt, der erkannt hat, dass er noch lange nicht alles weiß und dass er weiter suchen muss. Dadurch ist eine gegenseitige Befruchtung verschiedener medizinischer Wege möglich, eine Suche nach dem Besten für den Patienten kann damit von Erfolg gekrönt sein. Gleichzeitig mit der Relativierung der Reparaturmentalität, also der Orientierung an einer rein krankheitsbezogenen Reparaturmedizin, erweitert sich der medizinische Horizont um den Begriff der Gesunderhaltung.

Daraus folgt nicht nur ein Gewinn an Lebensqualität für den Einzelnen, sondern mit Sicherheit auch eine Verringerung gesamtgesellschaftlicher Kosten.

Nicht das frei sein von Beschwerden allein, sondern das Ideal des Gesunden wird interessant und schließt neben körperlichen auch seelische, geistige und soziale Faktoren mit ein.

Dieses Buch bietet meines Erachtens einen hervorragenden Ansatz, die oft missverständliche und vielleicht auch gerade deshalb gern gewählte Bezeichnung Alternativmedizin zu Gunsten der Bezeichnung komplementär, also ergänzend, zu ersetzen und damit zu einem konstruktiven Miteinander zu führen. Einerseits ist dieses Buch erfüllt von Visionen, und Visionen schaffen Ideale. Andererseits sind die folgenden Ansätze eine erste Annäherung an ein Ideal der Medizin für die Zukunft. Viele der dargestellten Wirkungen sind nicht nur nachweisbar, sondern werden schon von immer mehr Medizinern durch die Anwendungen der basischen Körperpflege in die Therapieansätze implementiert, manches ist im Keim vorhanden, auch wenn mancher Gedanke heute vielleicht dem einen oder anderen utopisch erscheint.

Diese Buch macht Mut, auf das Abenteuer einer Medizin zuzugehen, die im besten Sinne einer Renaissance die immer gültigen klassischen Werte der Heilkunst mit den gerade jetzt in dieser Zeit-Qualität möglichen neuen Wegen verbindet.

Es ist durchaus möglich, in Würde und Gesundheit alt zu werden, wenn die Medizin, das Gesundheitswesen, mit den Natur-, Geistes-, Sozialwissenschaften, mit der Kunst und der Kultur eng zusammenarbeiten. Dazu ist es notwendig, Barrieren zu beseitigen, oder zumindest durchlässiger zu gestalten.

Unser aller Aufgabe ist u.a. die, die Menschen wieder aufmerksam zu machen darauf, dass sie das Herz der Welt wieder zu erfüllen beginnen, sowie es unsere Kinder intuitiv tun. Unsere Zukunft liegt im Älterwerden. Gewinnen können wir sie nur, wenn wir innovativ und dynamisch Veränderungen angehen.

Literatur

Achenbach R.K. (1996) Die gesunde Haut. TRIAS Stuttgart

Anzieu, Didier (1991) Das Haut-Ich. Suhrkamp Frankfurt

Bach H.D. (1989) Äußere Kennzeichen innerer Erkrankungen. druck+verlag Münster

Bauer G. Gesunde Haut mit Homöopathie. Aurelia Verlag Baden-Baden

Bienstein C., Schröder G. Dekubitus, Prophylaxe u. Therapie. DBfK, 2. Auflage

Bos N. (1990) Die Kunst der Augendiagnose. Amsterdam

Burgersteins Handbuch Nährstoffe (1997) 8. Auflage, Haug Heidelberg

Chürer N.Y. (1998) Beeinflussung der epidermalen Barriere durch Externa. Kosmetische Medizin 19: 294-299

Diepgen T., Fartasch M., Schmidt A. (1998) Berufsdermatosen. Medien und Medizin, Verlagsgesellschaft München

Freinkel K.F. (1979) in Fritzpatrick TB et al., Dermatology in General medicine. McGraw-Hill, New York, p.121-125

Fritsch P. (1990) Dermatologie. 3. Auflage. Springer-Verlag

Hauser W., Karl J., Stolz R. (1998) Informationen aus Struktur und Farbe. Felke Institut Heimsheim

Heymann E. (1994) Haut, Haar und Kosmetik – Eine chemische Wechselwirkung. S. Hirzel Verlag Stuttgart

Hofmann-Rösener M. (1996) Wasser in Öl oder Öl in Wasser, Seife oder Syndet. Krankenpflege-Jornal Nr. 10

Jung E.G. (1998) Dermatologie, 4. Auflage, Thieme Verlag

Kanerva L., Lahtinen A., Toikannen J., Forss H., Estlander T., Susitaival P., Jolanki R. (1999) Increase in occupational skin diseases of dental personnel. Contact Dermatitis 40: 104-108

Kindl G., Raab W. (1988) Licht und Haut – Bräunung, Lichtschutz, Pflege. Govi-Verlag Frankfurt

Kownatski, E. Gesundheitsschädliche Wirkungen von Kosmetika. Praxisnahe Forschung, 21, 26-29

Kraut-Fischer A. (1998) Vom richtigen Umgang mit Haut und Haar. Hugendubel München

Lindner R. (2000) Brennpunkt Haut. Natur-Heilkunde Journal 7-8: 14-16

Mair S. (2001) Entgiftung - Entschlackung. Naturheilpraxis 2: 193-195

Martin M. (2002) Diagnostik und Therapie bei Störungen der Säuren-Basen-Regulation. Naturheilpraxis 7: 1048-1054, 8: 1134-1140

Noble W.C. (1984) Skin microbiology coming of age. J. Med. Microbiol. 17, 1-12

Norlen L., Nicander I., Lundh Rozell B., Ollmar S., Forslind B. (1999) Inter-and intra-individual differences in human stratum corneum lipid content related to physical parameters of skin barrier function in vivo. J. Invest. Derm. 112:72-77

Plewig G., Jansen T., Schürer N. Y. (1997) Das Stratum corneum. Der Hautarzt 48: 510-521, Springer-Verlag

Quitterer D., Krell S. (2001) Systematik der Hauterkrankungen. Naturheilpraxis 1: 5-12

Pschyrembel – Klinisches Wörterbuch. (1999) 258 Auflage de Gruyter Berlin

Raab W., Kindl U. (1991) Pflegekosmetik - Ein Leitfaden. Gustav Fischer Verlag Stuttgart, Govi-Verlag Frankfurt

Rentmeister M., Ullrich L. (1992) Die Pflege der Haut, ein alltägliches Problem. Die Schwester/Der Pfleger Heft 7

Sander F. (1985) Der Säuren-Basen-Haushalt des menschlichen Organismus. Hippokrates-Verlag

Schaich B., Korting H.C. (1992) Einfluss von Kosmetika und Dermatika auf die Hautlipide. Hautarzt 43: 403 408

Stüpel H., Szakall A. (1957) Die Wirkung von Waschmitteln auf die Haut. A. Hüthig Verlag Heidelberg

Tischendorf F.W. (1987) Der diagnostische Blick. Schattauer Stuttgart-New York

Uter W., Pfahlberg A., Gefeller O., Schwanitz HJ (1998) Risk factors for band dermatisin hairdressing apprentices. Dermatosen 46: 151-158

Vogl H. (1981) Differentialdiagnose der medizinisch-klinischen Symptome. Ernst Reinhardt München-Basel

Wellmann J. (1998) Das Wohlfühlprogramm für Ihre Haut. Droemer München

Worlischek M. Praxis des Säuren-Basen-Haushaltes – Grundlagen und Therapie. Haug Verlag Heidelberg

York U., Wallstein C. (2000) Aktivprogramm junge Haut. Midena Verlag

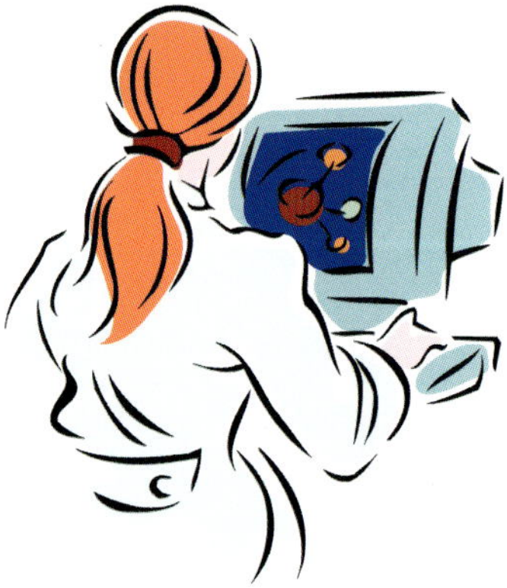

Weitere Informationen erhalten Sie unter:

www.verlag-steiner.de

Steiner-Verlag

Tiefe Straße 1

48301 Nottuln

Tel.: 0 25 02 - 22 73 664

Fax: 0 25 02 - 22 18 53

E-mail: info@verlag-steiner.de